Realidade somática

Dados Internacionais de Catalogação na Publicação (CIP)
(Câmara Brasileira do Livro, SP, Brasil)

Keleman, Stanley.
Realidade somática : experiência corporal e verdade emocional / Stanley Keleman ; [tradução de Myrthes Suplicy Vieira, Regina Favre, Rogério Sawaya]. São Paulo : Summus, 1994.

Bibliografia
ISBN 978-85-323-0390-5

1. Espírito e corpo 2. Auto-realização (Psicologia) I. Título.

93-3375 CDD-128.2

Índice para catálogo sistemático:
1. Mente e corpo : Filosofia 128.2

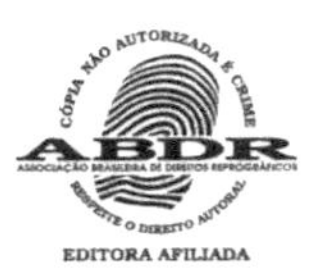

Realidade somática

Experiência corporal e verdade emocional

Stanley Keleman

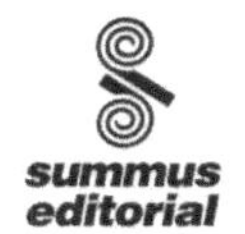

Do original em língua inglesa
SOMATIC REALITY
Bodily Experience and Emotional Truth

Tradução: **Myrthes Suplicy Vieira, Regina Favre e Rogerio Barros Sawaya**

Supervisão técnica: **Regina Favre**

Capa: **Ettore Bottini**

Summus Editorial

Departamento editorial
Rua Itapicuru, 613 – 7º andar
05006-000 – São Paulo – SP
Fone: (11) 3872-3322
http://www.summus.com.br
e-mail: summus@summus.com.br

Atendimento ao consumidor
Summus Editorial
Fone: (11) 3865-9890

Vendas por atacado
Fone: (11) 3873-8638
e-mail: vendas@summus.com.br

Impresso no Brasil

Sumário

À minha família

E em agradecimento a Ian J. Grand
que editou este livro.

Anatomia é destino.
Sigmund Freud

O homem não tem um corpo distinto de sua alma.
William Blake

Apresentação

SITUANDO *REALIDADE SOMÁTICA*

Na seqüência da apresentação da obra de Stanley Keleman para o público leitor brasileiro, após *Anatomia Emocional* (1985) e *Padrões de Distresse* (1989), decidimos retomar um livro de 1979 visando continuar a composição de um mapa que ajude a nos orientar dentro do processo formativo da vida.

Logo nas primeiras páginas de *Realidade Somática*, Stanley Keleman compartilha conosco sua necessidade de uma certeza. Como Descartes que funda sua certeza na razão — "*Cogito, ergo sum*", Keleman formula "Sou meu corpo".

Não importa montar com seus livros um quadro diacrônico de sua criação, mas sim, um jogo de lentes que nos permita ver o processo somático em formação.

Assim, *Realidade Somática* depois de *Anatomia Emocional*. É no espaço organísmico que a experiência se dá. Isso é uma certeza e nos constitui como um *self* somático. *Anatomia Emocional* nos impacta com a revelação do processo da Vida levando-se adiante a si mesma pelas forças da Formatividade, herdeira da Evolução e da Embriogênese: o corpo humano como uma bomba pulsátil de protoplasma capaz de criar as mais sofisticadas maneiras de estar na biosfera e na alteridade, criando modos de funcionar desde os processos vegetativos e comportamento reflexo até modos de existir altamente singularizados e corticalizados.

Realidade Somática nos mostra que organizações somáticas são formas corporais, padrões de organização corporal. A forma corporal sendo construída por afetos, percepções e imagens é geradora destes simultaneamente. A forma corporal moldade pela experiência e geradora de experiência condensa fluxos naturais e sociais por período de duração variados. A forma corporal gera estilos de vida e é gerada por estes, acompanhando o ritmo dos múltiplos corpos que se sucedem num *continuum* ao longo de nossa vida.

Realidade Somática acopla-se a *Anatomia Emocional* no sentido de que nos faz viver na carne a permanente transformação de nossa vida. Ao mesmo tempo, nos oferece uma evidência dos ritmos da mudança e uma metodologia que nos permite vivê-la: o Método do *Como* com sua Prática da Sanfona em Cinco Passos.

Keleman se propõe, neste livro, "desenvolver uma filosofia e uma metodologia que permitam que as pessoas participem das transições de suas vidas, experienciando seu próprio processo biológico". Keleman nos independentiza das categorias freudianas, abrindo-nos a possibilidade de perguntarmos sempre "Como?" diante dos processos e nunca "Por quê?".

"Como?", somaticamente.

"Como?" enquanto forma corporal, modos de funcionar, modos de assimilar, modos de responder, intensidades, sentimentos, emoções, imagens, mensagens,ritmos e territórios existenciais. Formas corporais têm uma certa durabilidade, assim como estilos de vida. São moldagens de excitação e sentimento. Entenda-se excitação como propriedade básica do vivo. E sentimento um produto do humano em suas interações, a qualidade dos encontros, como diria Spinoza.

Numa linguagem pulsante, cheia de concretude, Keleman entremeia um sem-número de exemplos existenciais possíveis com uma malha de conceitos, palavras criadas, que nos permitem captar o sentido do processo formativo. *Endings, middle grounds* e Etapas Formativas se constituem em capítulos centrais deste livro, descrições precisas através das quais aprendemos a ver comportamentos perdendo sua validade e portanto seu viço, a interação somática das relações se desmanchando, novos sentimentos sendo gerados nos corpos, moldando novas estruturas corporais e existenciais.

Oferece-nos a lógica dos processos metabólicos, nervosos, musculares desse corpo-experiência e chaves claras para que possamos participar deles e intervir neles.

O *Como* e seus Cinco Passos são uma metodologia de *awareness* ativa nos ensinando a reconhecer as sensações de auto-organização, as fases da prontidão para agir, as imagens e padrões emergentes.

Realidade Somática é um diálogo somático com o leitor, e não um manual de exercícios, que nos ensina a vivenciar o *continuum* muscular-emocional, sua versão somática da duração bergsoniana do nosso existir no mundo.

Em sua visão, reconhecemos influências de Bergson, Merleau-Ponty e Heidegger iluminadas por um profundo conhecimento da biologia. Sem dúvida, vemos também caminhos freudianos, reichianos e lowenianos percorridos. No entanto, o encontro com o Existencial e o Zen processa todas essas influências gerando um instrumental absolutamente próprio de contato imediato com o Real.

E isso com a clínica?

Certamente, *Realidade Somática* está na linha dos livros de sabedoria, sem perder, porém, a perspectiva de nos oferecer um modelo de atuação clínica.

Keleman situa o terapeuta como aquele capaz de se reconhecer em permanente processo somático e que é capaz, portanto, de situar-se diante de indivíduos e grupos como o Outro, o suporte de processos, o aliado da mudança e o que dá sentido ao emergente.

Regina Favre
Outubro de 1993

Prefácio

Na juventude, busquei uma fonte de autoridade, uma referência, uma filosofia na qual pudesse encontrar direção que servisse de canal para minhas energias. Muitos dos valores da cultura da época eram inaceitáveis para mim. Eram grosseiramente materialistas, mecanicistas ou de um dogmatismo religioso historicamente deslocado. Meus sentimentos de espanto e curiosidade sobre a origem das coisas e a natureza da existência não encontravam ressonância no mundo da ciência nem no simbólico do Oriente.

A filosofia me proporcionou Henri Bergson, cujo conceito do *élan* vital coincidiu com minha intuição de uma certa energia que pedia para ser conhecida e experienciada. Anos mais tarde, as idéias de intencionalidade e fenomenologia de Martin Heidegger delinearam com mais nitidez essa captação de um processo vital em busca de ser conhecido.

As noções de Sigmund Freud e de C. G. Jung sobre o inconsciente, sede da energia psíquica, atraíram-me intensamente mas não a ponto de fazer-me renunciar à minha visão cosmológica. Meu anseio por uma cosmologia identificou-se com algumas idéias de W. Reich, que entendia a energia psicológica como de natureza simultaneamente biológica e cosmológica. Tive também acesso à psicologia social de Adler, o que me propiciou uma perspectiva sociológica.

A noção de energia, tal como a desenvolveram Bergson e Freud, levou-me a procurar experiências que me ajudassem a conhecer a mim mesmo, a meu mundo, a natureza da vida. Nessa via psicológica e energética, trabalhei com meu próprio corpo na tentativa de desvelar o inconsciente e experienciar diretamente o *élan*. Usei minha mente para observar ou fazer associações livres e meu corpo para intensificar minha excitação através da respiração ou desfazer contrações musculares determinadas pelo social. Fui levado, assim, a um conhecimento inesperado e mais profundo de meu corpo. Descobri que essa exploração levava a uma intensificação de sentimentos e imagens. Comecei, então, a vivenciar experiências que englobavam o passado e o presente, idéias e necessidades, pensamentos e sentimentos, impulsos para agir e esperar, imagens e emoções arquetípicas, espaço e tempo internos e externos. Eu me sentia à vontade nesse mundo multidimensional, mas é evidente que essa familiaridade era carregada de ansiedades. Pensei, na época, que a estranheza que eu sentia se devia à liberação de velhos conflitos e energias com os quais eu tinha de me haver. Essas idéias se alinhavam com o pensamento psicológico da época, e somente mais tarde percebi haver ultrapassado limites do conhecimento da sociedade. Não tínhamos a tradição de uma vida corporal. Culturalmente, estávamos preparados para suprimir o corpo e nos forçar uma visão da vida exclusivamente mental.

Depois de certo tempo, percebi que os conceitos de energia e corpo eram polarizados e dualísticos, como as noções mais antigas de mente e corpo, espírito e matéria. Esse jogo dialético me deixava pouco à vontade. Eu sentia que não habitava meu corpo. *Era* meu corpo, e não o pólo oposto à matéria. Meus experimentos haviam me levado a um outro sentido de mim mesmo. Não estava atuando de modo inconsciente e impulsivo. Tinha uma noção de mim mesmo e sentia que podia me distanciar dos acontecimentos. Mas isso era apenas um aspecto de meu funcionamento. Ganhei acesso a diferentes meios de conhecimento de mim mesmo e do mundo, dos quais o distanciamento era um deles. Outro meio era o conhecimento empático que dava origem a sentimentos de unidade. Outros eram ressonâncias emocionais, vivências compartilhadas. Eu estava passando por um *continuum* de experiências.

Num lampejo emocional que iluminou meu córtex e mobilizou intensamente meus músculos, tive o conhecimento de que eu, meu processo vital, era um *continuum* de experiências que iam do celular ao social. E esses eventos estavam entrelaçados, conectados num padrão de continuidade que tinha forma e que, mais ainda, buscava forma. Finalmente, eu tinha achado meu referencial, meu próprio *élan* vital, minha fonte cosmológica de energia, de vivenciar a mim mesmo como um *continuum* somático de experiências, com uma tendência, uma previsibilidade, um impulso em direção à forma, um impulso para formar. As velhas noções de corpo e mente já não faziam sentido. A cultura havia tornado o corpo inferior à mente, os sentimentos menores que a razão, mas eu me dava conta de que a experiência organísmica era um território mais vasto.

Percebi, então, com clareza, que era impossível falar-se de corpo sem antes iluminar a fisiologia, a cinesiologia e mesmo a psicologia com o simbolismo dos mitos e as contribuições da antropologia. Nessa altura, introduzi a noção de processo somático para indicar que nosso processo biológico era mais abrangente e complexo do que se acreditava e que se tratava de um tema sobre o qual sabíamos muito pouco.

A realidade somática expressa o processo formativo universal da experiência. Exprime, além disso, a busca presente pelo viver mais satisfatório. Somatizar é o modo pelo qual nos conectamos com nossa história, com os outros e com o cosmos. Sentir-se parte dessa realidade é obter satisfação, prazer e orientação.

Este livro propõe-se a estabelecer um referencial para a vida somática.

Introdução

Nosso tempo se caracteriza por uma confusão sobre como viver. As formas contemporâneas de racionalidade dessacralizaram nossa vida emocional. Descobrimos que a realização no plano das idéias não necessariamente traz a satisfação emocional. Negligenciamos nossa realidade emocional e a fonte de nossa autonutrição: nossos corpos.

A psicologia e a filosofia modernas não caminharam o bastante. Ao enfraquecerem os mandamentos, os "não deverás", elas foram incapazes de nos dizer como proceder. Elas nos deram uma teoria do comportamento que não nos diz como viver uma vida biológica. Elas não nos apresentaram uma filosofia ou fisiologia que ajude pessoas a saberem como crescer e encontrar satisfação nas formas emergentes de seus próprios corpos. Em vez disso, elas intelectualizaram o físico, fazendo crer que ao mudar nossas mentes através do *insight*, nossos corpos se modificariam.

O *insight* pode ser importante, mas saber não é tudo. Alterar sua situação de vida é ser capaz de mudar seu funcionamento. Isso não significa apenas modificar sua mente, mas o modo como você usa a si mesmo. Mudar a mente é modificar seu corpo para funcionar de modo diferente. Mudar sua mente é modificar a forma de si. A psicologia não foi capaz de apresentar nem uma imagem de vida, enquanto processo biológico de reorganização contínua, nem uma compreensão desse processo que nos permitisse lidar adequadamente com as formas mutáveis de nossas vidas.

Muitos de nós vivemos nossas vidas segundo a imagem que fazemos do universo, da natureza ou do meio social, reproduzindo crenças e padrões de ação reforçados pela família, pela educação ou pela mídia. Virtualmente, não temos noção do aspecto subjetivo de nosso ser físico interior, no qual se baseia toda nossa experiência.

Mas, como sujeitos, como processo biológico, podemos ser e somos uma fonte de conhecimento real. Nossos corpos dão origem aos impulsos, às visões, aos códigos e às sociedades que tornam possíveis nossas vidas e relações. É desse solo biológico que brota o sentido do que chamamos nossa vida. "O homem não tem um corpo distinto de sua alma", escreveu William Blake, mas continuamos a descrever o homem segundo os velhos padrões da ciência mecanicista.

Anatomia é destino. Freud disse isso em 1912, quando afirmou que nossos corpos são nossa sina. Como isso deve ter parecido verdadeiro para ele e para milhões de outras pessoas de sua época como em grande parte, ainda hoje, para nós! Pois o que se coloca muito claramente é que as estruturas anatômicas de nossos corpos, nossa limitação corporal, nossa diferenciação sexual determinam o destino de nossa experiência. Contudo, as pessoas que trabalham com o corpo, como osteopatas, quiropráticos, professores de ioga, fisioterapeutas, rolfistas, bioenergeticistas e outros, estabeleceram vários fatos importantes. Um deles é que o corpo é mais plástico, móvel e reorganizável do que acreditamos e é capaz de se regenerar, se remodelar e crescer. Um segundo fato é que a pessoa é capaz de participar dessas mudanças, não apenas num nível bioquímico, mas também em termos da forma e da motilidade do corpo, isto é, num nível neuromuscular. O corpo fala a linguagem da mudança e pode aprender a se reorganizar para o prazer e para a sobrevivência.

Rembrandt, o pintor, em seus auto-retratos, manteve um registro pictórico da história de sua vida. Até onde sei, ninguém jamais criou uma série tão ampla de imagens como essas, que revelam o impacto do processo formativo do corpo e mostram claramente o amadurecimento da emoção humana. Todavia, há mais a ser apreendido dessa seqüência de auto-imagens da adolescência até à morte: os diferentes corpos ou formas que Rembrandt teve em sua vida, desde o jovem resplandecente até o adulto denso e profundamente emocional, seu lado feminino e a imagem de fragilidade próximo da morte, na qual aparece como um mago malicioso. Com a maior transparência, Rembrandt revelou, para que todos vissem, quem ele havia se tornado no curso de sua vida, como formou a si mesmo e como suas experiências de vida o formaram.

A transfiguração que se vê não é, de modo algum, uma viagem da adolescência à decadência, mas uma jornada através dos diferentes tipos de corpos que formaram a vida desse homem. É como uma árvore com uma longa história, em que a cada ano novas folhas e flores brotam e se acrescenta mais um anel de crescimento. Ou como a vida de uma roseira: a cada estação, novas rosas, novos corpos brotam e florescem e então murcham e morrem, mas a vida da roseira continua. Do mesmo modo, vivemos os corpos da infância, adolescência, dos primeiros anos da vida adulta, da maturidade e então morremos. Somos pessoas diferentes ao longo de nossas vidas: o trabalhador, o amante, o pai, o pensador, o atleta. E cada uma dessas pessoas tem um corpo diferente que passa por transições e transformações. Os vínculos mudam, nosso modo de amar muda, as satisfações e os desejos mudam, metas e imagens mudam. Há casamentos, separações, mudanças de carreira e a morte de entes queridos. Todas essas mudanças requerem aprendizagem de novos comportamentos e reorganização de ações e respostas.

Neste livro tentei desenvolver uma filosofia e uma metodologia de reorganização que permitam que as pessoas participem das transições de suas vidas, experienciando seu próprio processo biológico. Este livro aborda o *como* organizamos somaticamente nossa excitação, sentimentos, comportamentos e relações e como podemos aprender a reorganizá-los. Ele mostra como reconhecer e conviver com as emoções e os processos que acompanham os apelos para mudança, que experienciamos em nós e em nosso ambiente. Ao longo do livro, você encontrará exercícios somáticos para treinar-se em sua autoformação, condução e alteração de sua vida.

É minha experiência e minha crença que aprender a viver a partir do processo somático nos põe em contato com um gerador de satisfação e significado, em contínuo aprofundamento.

I

Organização Somática

"O estado de espírito de um homem a cada momento, evidencia-se por seu modo de estar presente, seu comportamento e seus gestos.

O Homem, como Pessoa, abrangendo corpo e alma, desenvolve-se e se realiza em cada gesto que faz."

Karlfried, Graf von Durckheim

O Ser Humano como Processo Somático

UMA NOVA VISÃO

No atual estágio de evolução da sociedade, a psicologia e a filosofia do homem permanecem no mesmo ponto, creio, em que Newton estava em relação a Einstein. O homem é descrito em termos ligados à velha física: o homem como objeto, como um robô com espírito, como dualismo mente/corpo, como acidente mecanicista. Mas o homem não é uma máquina com uma mente ou com um espírito. É um complexo processo biológico que possui muitas instâncias de vida e de experiência.

Quando nos concebemos como um processo vivo, podemos falar sobre os aspectos que percebemos como parte de nosso funcionamento vivo: pensamento, sentimento, gestos, satisfação, sexualidade, dependência, individualidade, senso de comunidade, amor e visão interior. Vemos então que nossa vida organísmica, nosso processo vital é a orquestração contínua de uma multiplicidade de eventos. Somos impactados pelo fato de que a partir desses eventos, formamos uma unidade, uma direção, uma vida coesa, que continuamente se forma e se reforma nas muitas instâncias de seu funcionamento.

Um dos fatos que se destacam a respeito dos processos biológicos é que mudamos continuamente de forma. A vida constrói forma constantemente. Isso se evidencia claramente em nosso desenvolvimento embriológico, pelo qual formamos nossos corpos de bebês através de uma série de eventos. Inicialmente, a partir de óvulo e espermatozóide, formamos um organismo multicelular; depois, um ser criativo com apenas um sistema nervoso rudimentar e, então, um feto com braços e pernas e uma forma humana reconhecível. Finalmente, somos um bebê humano plenamente formado. Esse mesmo processo de constituir e mudar de forma corporal continua ao longo da vida toda. Se você possui um álbum de fotos e examina suas imagens ao longo de trinta ou quarenta anos, vai captar essa noção de ter tido muitos corpos em sua vida.

A vida somática é a vida da criança, do adolescente e do adulto. São vidas separadas, conectadas pela memória, através de um sistema nervoso permanente. Temos a capacidade de formar muitos corpos, eus, personalidades e de ter muitas vidas no curso de nossa vida: como uma planta que continua florescendo a cada estação do ano, uma planta com diferentes corpos. Temos um corpo público e um privado, um corpo racional e um não-racional. Quando somos capazes de experienciar nossas vidas dessa maneira, podemos começar a apreciar o milagre da vida de nosso corpo, de nosso processo biológico.

Há o que eu chamo de "corpo duradouro". Esse corpo é a história atual de todos os corpos que já vivemos, desde a implosão do óvulo-espermatozóide, passando pelas etapas embrionárias e pela infância até o presente. Esse corpo continua a se prolongar através da vida. Mas os estilos de vida passados ainda são visíveis na forma atual de nossos corpos. A história de nossas satisfações e insatisfações emocionais deixa sua marca. Se, por exemplo, vivemos uma vida competitiva, as cicatrizes da competição, como ombros levantados e uma respiração de luta na parte superior do peito, podem ainda estar presentes.

O modo pelo qual podemos transitar de uma imagem corporal, de um estilo de vida para outro, fala da vida do corpo à medida que ele cresce e guarda um mistério, uma fonte de profunda alegria. Mas a maioria de nós foi educado a se reconhecer por uma imagem ou papel estático, e dizemos: "Esse sou eu; essa imagem é minha; esse corpo me representa". Somos forçados desde muito cedo, acredito, a assumir papéis identificáveis e aceitáveis, e adquirimos esses corpos, através de algo que fazemos conosco mesmos. Criamos padrões de ação que combinem com a imagem do que pensamos que deveríamos ser e então nos identificamos com o padrão de ação que criamos.

Desse modo, podemos começar a pensar que temos um corpo que deve nos obedecer. Estabelecemos um "eu" mítico e acreditamos que não temos mais que nos experienciar como processo biológico. Quando isso acontece, perdemos o sentido do corpo que somos e do corpo que vivemos, perdemos contato com nossa autoformação e nos pensamos como corpos e mentes.

Na transição de um corpo para outro surgem as crises, os momentos de estresse que revelam ou configuram problemas. A maioria de nós não sabe como ajudar esses desdobramentos a se tornarem um novo *self*. Tendemos a acreditar que nossa maturidade é mais um estado de espírito que um estado de corpo, e não sabemos como ajudar o organismo a maturar.

Devido à pouca compreensão que temos de nosso processo biológico, freqüentemente nos experienciamos como vítimas do impulso vital contínuo do corpo para reformular-se. Como não fomos ensinados a como viver e participar dos picos emocionais, dos desejos mutantes e exigências crescentes de nosso processo vital, freqüentemente encaramos com horror as transições de nossa vida. Perdemos as oportunidades que nos são proporcionadas pela nossa habilidade de mudar e formar.

Ao tentar compreender a vida do corpo, é importante compreender os passos do processo humano. Quais são os passos do processo de nossas formas corporais, de nossos estilos de vida? Que passos precisamos dar ao mudar nossas mentes, nossos corpos, e como fazemos as transições de um estilo de vida para outro — do corpo de um adolescente para o de um adulto, do estilo de vida de um caçador competitivo para o de membro cooperativo de uma família?

É importante que você se identifique com o processo de suas próprias transições. Como você influiu na sua mudança ou foi vítima dos processos que o forçaram a mudar? E de que modo você pode participar do processo de autoformação, permitindo que o crescimento ocorra com você tendo um papel ativo?

Olhando para trás na sua vida, você vê pontos altos e pontos baixos — "disso eu gostava" e "aquilo eu evitava", algo brilhante, algo esmaecido, um sentido de duração. E se olhar um pouco mais de perto, verá as coisas que não apenas o atraíram, mas o moveram em uma certa direção e lhe ensinaram algo. Aqueles eventos o ensinaram, não num sentido moral, mas que ações evocar ou reprimir: "Parei de rir naquele momento". "Aqui eu me tornei sério." "Neste ponto aprendi a imaginar." "Aqui aprendi a mentir." "Aqui aprendi o que é vergonha." "Ali comecei a desconfiar."

O modo pelo qual você acumulou informações e experiências e moldou a si mesmo em um determinado comportamento, e como o fez, torna-se a chave de como ajudar-se a si mesmo a crescer. No *como* você aprende está o segredo de como você desaprende. É no *como* aprendemos a fazer coisas que se encontram as verdadeiras respostas de como reorganizar a nós mesmos.

Deixe-me dar um exemplo do que quero dizer. Se você colocar por escrito, numa folha de papel, os eventos de sua vida associados a uma realidade emocional específica, começará a perceber um padrão de conexão, um padrão evolutivo de formas ligadas entre si. Se você tem medo de autoridades, por exemplo, registre qual foi a primeira ocasião em que esse medo apareceu e depois outras, com pais e professores. Você começará a ter uma noção da progressão: primeiro há uma desaprovação paterna; depois, talvez, uma humilhação de colegas ou uma intimidação na escola ou uma sensação de inadequação. Talvez haja um medo de médicos, polícia, chefes.

O passo seguinte é experienciar as conexões corporais que essas imagens e lembranças possuem. Há uma forma corporal, uma configuração de sentimentos, uma postura em relação a pais, professores ou chefes. Você pode começar a perceber o efeito desses eventos sobre as tensões de seu corpo, como você se moldou, o tipo de sentimentos que você expressou e os que evitou. Talvez você possa sentir como foi que adotou uma atitude servil ou se tornou um bom menino ou menina, evitando os sentimentos de raiva. Talvez você tenha desenvolvido uma musculatura cronicamente espástica, amortecido os sentimentos de afirmação, apertando sua garganta para não responder. Desse modo, você pode começar a descobrir como deu forma a si mesmo. Isso se torna a chave para experienciar o processo de sua própria formação. Aprendendo como você se formou em resposta a situações de vida, você será capaz de retrabalhar o modo como usa a si mesmo.

A pessoa que é capaz de compreender seu processo é capaz de se colocar de um modo apropriado ou flexível nas situações e não de um modo estereotipado. Isso dá oportunidade de experienciar a situação real em que se encontra, dar forma a si e à situação, formando assim seu território. Isso a liberta de estar imobilizada em comportamentos obsoletos para sua sobrevivência. Ela pode abrir mão deles, abandoná-los e reformular a natureza de suas ações e imagens, partindo da natureza de sua experiência concreta.

Mediante este livro, você pode se educar na percepção de seu processo e em sua linguagem, seja ela emocional ou tenha a forma de impulsos, imagens ou sentimentos. Poderá, também, experienciar seus pensamentos, sentimentos e ações como eventos corporais que são musculares, viscerais. Dessa forma, você será capaz de aprender a traduzir suas experiências em uma nova maneira de usar-se a si mesmo.

A experiência de nosso processo nos ensina como aprendemos a mudar nossos corpos e como isso se torna um estilo de vida. Estar em contato com o processo de como mudamos e nos formamos gera excitação, desafio e satisfação. Há riscos, mas eles acrescentam sabor a nossas vidas, mais do que sofrimento. Somos parte de um processo vivo no qual nossas experiências subjetivas têm um grande peso no como formamos e moldamos nossa vida. Crescer é uma tentativa de tomar contato com experiências relativas à natureza da vida que podem ajudar a nos libertar de conceitos e sentimentos que não mais se aplicam. É uma tentativa de dar espaço para que seus sentimentos se expressem como novas imagens, para que outras possibilidades encontrem expressão no presente, em vez de viver padrões já desatualizados. Assim, você aprende a sustentar estados internos que produzem sentimentos de uma vida vivida, bem como a criar valores que tenham a ver com a história viva de todos os indivíduos.

Minha esperança é a de que este livro ajude as pessoas a viverem a partir de seu processo biológico para que possam criar suas próprias vidas, gerar seus próprios valores e encarar mudança como parte da vida. A recompensa é um aprofundamento emocional e um espectro mais amplo de satisfações.

A Vida do Corpo

COMO MOLDAMOS EXCITAÇÃO E SENTIMENTO

Para compreender a idéia de que formamos nossos corpos pelo modo como vivemos, é necessário considerar o processo vital básico de excitação e como o moldamos. O corpo é um rio de acontecimentos e imagens, o curso de nossos processos — pensamentos, sentimentos, ações, desejos, imaginações — uma corrente de motilidade. Esse fluxo de metabolismo dos tecidos que continuamente se forma e se reforma como nossos corpos, é o que podemos chamar de excitação.

A excitação é a base da experiência. É conhecimento, informação. A excitação é o pulso básico da vida. Ela flui numa explosão de luz e se retrai para recarregar. O corpo é um oceano de excitação biológica, que se manifesta como impulsos e desejos, gerando novas formas e movimentos em direção à satisfação. Como vivemos essa excitação mostra como moldamos nossas vidas.

Os vários estados emocionais representam diferentes formas de excitação, diferentes densidades e intensidades. A excitação tem qualidades e tons — suaves, duros, delicados, irritantes, frágeis. Nós categorizamos essas diferentes qualidades, intensificamos esses sentimentos e, então, os expressamos como emoções. Por exemplo, um agregado de sentimentos se junta e desenvolvemos uma emoção a que chamamos amor. Ela é composta de luxúria, desejos, cuidado, ternura, calor ou alegria. Outro agregado de sentimentos a que chamamos raiva, pode ser composto de irritabilidade, arrogância, gritos ou agressão física. Todos nós reconhecemos e respondemos a esses diferentes padrões de excitação.

O modo como escolhemos deixar que nossa excitação se expanda e cresça, como decidimos expressá-la ou não, nos revela. Muitas vezes nos amortecemos para não mostrar excitação, por desilusões passadas ou receio de parecer ingênuos. Podemos reconhecer as variedades de excitação que as pessoas vivem pela forma que seus corpos assumem, os gestos que desenham. Onde há um excesso de restrição, há limitações como se o mundo devesse ser constantemente evitado. Pessoas com essa restrição mostram contenção muscular. Pessoas com esses corpos não permitem a expansão e o crescimento da excitação. Vivendo em padrões de contínua constrição, elas mantêm sua energia comprimida, expressando-se o mínimo possível. São pessoas essencialmente ordeiras ou autoritárias. Pessoas com limites fracos ou sem limites, sucumbem a cada impulso. Possuem formas fracas e sem tônus, como uma gelatina que ainda não se solidificou. E, via de regra, desenvolveram padrões explosivos, através dos quais possibilitam a seus corpos a catarse de uma descarga impulsiva da excitação. Atuam como crianças que exprimem instantaneamente necessidades e sentimentos. Em suma, certas pessoas possuem limites insuficientes, outras os têm excessivamente rígidos. Uns restringem a vida, outros deixam-na irromper. Uns se comprimem, pressionam a vida para dentro, outros a expelem.

Se alguém possui limites adequados as etapas de seu processo de excitação começam a ser contidas. Emerge, assim uma direção bem como uma organização dos sentimentos. Vivencia então sua própria lei interna, seu próprio processo interno de formação, sua própria auto-organização, sua própria direção de vida.

Um dos padrões mais comuns hoje em dia é o de não-participação, de resistência a auto-organizar a excitação. É o chamado estilo "explosivo", o do ator-exteriorizador. No passado, o modelo era o estilo depressivo, rígido, do indivíduo muito controlado, muito independente, muito privado, o ator-interiorizador.

O estilo explosivo tornou-se um modo muito freqüente, ainda que distorcido, de encontrar satisfação, seja pelo poder ou pelo prazer, substituindo o tipo rígido, a pessoa supercontrolada. Isso porque a desestruturação da pessoa explosiva é de caráter acentuadamente impulsivo. Tanto o tipo explosivo quanto o rígido, têm medo de não se sentirem vivos, mas as pessoas explosivas manejam esse medo entrando em erupção.

Esse modo de funcionar, todavia, traz poucos sentimentos de alegria e confiança. Esse padrão de excitação pode ser uma resposta a necessidades não-satisfeitas, a uma excessiva estimulação ambiental ou a um alto nível de energia inata cuja expressão foi inibida. Qualquer que seja sua origem, esse padrão manifesta uma incapacidade funcional de conter excitação.

A necessidade de expressar impulsivamente a excitação é natural na criança mas, à medida que amadurecemos, tornamo-nos cada vez mais capazes de conter e prolongar a excitação. Pessoas que habitualmente entram em erupção, que constantemente explodem, são indivíduos que não formaram estrutura pessoal que contenha e expanda sua excitação. Conseqüentemente, são incapazes de sentir a si mesmas ou dar forma a suas vidas. Elas não permitem que sua excitação se transforme em sentimentos, agem no nível das sensações, da excitabilidade periférica, externa. Em resumo, vivem uma vida sem limites. Usam os outros para se dar um contorno, um sentido de si. Estão sempre fervendo. Uma característica básica dessas pessoas é a hiperatividade, a superprodutividade ou estados de abatimento com picos de explosão. Enquanto a pessoa *overbound** restringe sua excitação, evitando exteriorizar-se, a pessoa explosiva reduz sua dimensão humana para aliviar-se da excitação.

Quer estejamos empenhados em reforçar ou abrir mão de nossos limites, muitas vezes assumimos atitudes de "essa é a única maneira" ou "essa é única resposta". Essa postura racionaliza uma compulsão em se expressar explosivamente, ou de exercer violência contra si mesmo. Dessa maneira, através

* Na terminologia do autor, *overbound* refere-se a configurações somáticas onde há uma formação excessiva de limites entre elas e o mundo, e *underbound* a estruturas onde os limites são fracos. (NT)

do julgamento, da crítica, tentamos exercer controle sobre nós mesmos. Tentamos nos impedir de mudar, não permitindo a auto-reorganização, desenvolvendo corpos rígidos ou sem limites. Nós nos enrijecemos até não mais podermos responder emocionalmente ou explodimos até a exaustão. Laurel e Hardy (o Gordo e o Magro) são bons exemplos: um cabo de vassoura e um palhaço *underbound*.

Essa valorização da atividade, esse estilo excitado, comumente se origina do medo do colapso, do fracasso ou da inevitável instabilidade. Tememos os altos e baixos da excitação. Acima de tudo, abominamos o pulsar imprevisível do nosso processo formativo, que alterna sentimentos de impotência e poder, instabilidade e segurança, esvaziamento e plenitude. Queremos poder, mas não arriscamos sequer uma impotência momentânea em nome de entrar em contato com o poder inerente a nosso processo formativo.

O importante é reconhecer como cada um de nós permite que a excitação estimule seu corpo e de que forma: como deixa que a excitação o percorra, como permite ou se proíbe de estar excitado e como se permite estar excitado com os outros e consigo mesmo. Uma maneira de fazê-lo é manter um histórico dos caminhos da sua própria excitação. Registre simplesmente, dia a dia, as maneiras pela quais você lidou com sua excitação nas várias situações com seu parceiro, amigos, no trabalho ou andando pela rua. Logo você delineará um padrão relativo aos modos pelos quais permite ou restringe sua excitação nas diversas áreas de sua vida e em diferentes partes de seu corpo. Você perceberá como perpetua um nível particular de sentimentos e expressão. Você chegará até mesmo a perceber como responde à excitação com sentimentos. Esses sentimentos, sejam negativos ou positivos, amor ou ódio, nos preenchem, nos expandem. Eles nos conectam com os outros, ligam o pensamento à ação e tornam a vida apaixonada.

Mas nosso crescimento emocional foi tantas vezes interrompido que passamos a temer comportamentos impulsivos, supostamente determinados por nossos sentimentos. Quando os sentimentos começam a crescer, muitas pessoas sentem-se perdendo o controle, vítimas dos sentimentos. A autoconfiança de muitos de nós está montada sobre a capacidade de suprimir sentimentos — não chorar, abafar a raiva, disfarçar o riso, ocultar a carência. Identificamos nossa força na capacidade de nos comprimir até a insensibilidade, fingindo não sentir e nos distanciando dos outros.

Isso é compreensível quando revemos a história de nossa vida excitatória. Os primeiros sentimentos estão ligados diretamente à expressão de necessidades, sejam de contato ou nutrição. O modo como essas necessidades foram satisfeitas ou respondidas provoca tipos de sentimentos de frustração ou de amor. Se sentimos fome, precisamos ser atendidos; se sentimos falta de contato, necessitamos ser tocados. Crianças que não obtêm o que precisam sentem-se vítimas de seus próprios sentimentos. A criança que precisa ser atendida ou necessita de aprovação e não consegue mobilizar seus pais, passa a experimentar os sentimentos como algo perigoso. Quando está triste e seu choro é ridicularizado, aprende a sentir a tristeza como sua inimiga. Ou, se punida por sentimentos de independência, descobre que esses sentimentos são perigosos. Quando uma criança percebe que será punida por chorar, mostrar raiva, buscar contato ou rir, ela passa a identificar esses impulsos como um inimigo. Ou seja, esses sentimentos e suas expressões tornam-se sinais de perigo. Desenvolvemos, então, uma imagem dos sentimentos como perigosos e instituímos uma série de padrões corporais que tentam suprimi-los ou canalizá-los em outra direção.

Quando prontos para nos afirmar, podemos gerar imagens internas, de punição, levantamos os ombros, encolhendo o pescoço, para evitar castigo. Quando prontos para atuar de modo amoroso ou raivoso, podemos manifestar um padrão simultâneo de autoproteção, baseado em experiências anteriores de rejeição. Geramos, assim, atitudes musculares de retração ou contração para nos proteger da rejeição.

À medida que você traça o percurso de sua excitação, começa a identificar os sentimentos que emergem. Esses sentimentos podem ser sexuais, de solidão, tristeza, raiva, ou anseio de contato e podem provocar medo, desconforto ou desagrado. A partir do momento em que você identifica esses sentimentos, torna-se possível experienciar como fazer para evitá-los e controlá-los. O que você faz muscularmente para manter esses sentimentos "sob controle" em público ou dentro de você? Aperta a garganta, cerra os dedos, comprime o peito, tensiona o abdome para negar que se sente vulnerável?

Acompanhando sua excitação, você pode começar a experienciar que há um nível específico de intensidade no qual você dá início às tentativas físicas de controlar um determinado sentimento. Você talvez consiga compreender o medo que está corporificado nessas ações físicas, como por exemplo: "Tenho medo de ser rejeitado se me abrir para o afeto. Se eu expressar minha raiva, todo mundo vai me abandonar, ou vou ser humilhado".

Sentimentos buscam respostas. Se alguém chora, não é apenas para aliviar a pressão da situação, mas também porque deseja obter uma resposta do mundo. Quando ganhamos consciência do que visam nossos sentimentos, a quem eles se destinam e que tipo de resposta desejamos, podemos conviver com eles de outra maneira. Quando começamos a discriminar de que sentimentos temos medo, que intensidade é necessária para tanto, passamos a perceber como estamos com medo, como geramos medo muscularmente e como criamos imagens que nos levam a ter medo. Dessa maneira, desenvolvemos a capacidade de conviver com diferentes qualidades de sentimento e excitação.

Trabalhei com um paciente que ao atingir determinado nível de excitação, se sentia inundado por ela. Sempre que a excitação subia, ele se arriscava a ser arrastado por ela, tornar-se confuso por ela e emocionalmente descontrolado. Ele, então, se sentia vítima dos sentimentos. Descrevendo essa confusão, era capaz de identificar um nível de excitação onde conseguia tolerar o sentimento de tristeza. Além desse nível, ele começava a sair de controle. Essa tristeza é que o fazia dissolver os limites. Ele começava a se sacudir, como se estivesse soluçando e então se tornava a vítima, perdia a coordenação muscular e a capacidade de conter a emoção. Reconhecemos, então, dois momentos: o da identificação da tristeza pelo paciente e o da perda de controle e coordenação. Sugeri então que chegasse ao ponto em que pudesse suportar estar triste, alegre ou excitado e que, ao identificar os sinais da perda de controle, efetuasse contrações musculares capazes de inibir um pouco a excitação, de modo a poder conviver com o sentimento e não ser destruído por ele. Dessa maneira, ele aprendeu a conviver com um adicional de excitação sem se descontrolar.

Vivenciando sua excitação, você poderá descobrir que aperta a garganta porque não aprendeu a transformar os impulsos de gritar num protesto verbal. Você aprenderá também a derramar lágrimas de solidariedade, perda ou tristeza sem precisar soluçar histericamente ou ficar com a garganta e o peito apertados. Poderá aprender a usar o padrão muscular da iminência do choro para chorar mesmo ou para expressar verbalmente a tristeza, dizendo "Estou triste" ou até para reconhecer que não tem de chorar. Você se tornará capaz, assim, de protestar ou recuar, não gritando. Dessa maneira, começará a ampliar o espectro pessoal de expressão de sentimentos. Você passará a perceber que o processo do sentimento é multidimensional, seja ele amor ou ódio, mágoa ou riso, atração ou repulsa, amor ou agressão.

Temos muitos sentimentos e eles podem estar em conflito uns com os outros. Podemos ao mesmo tempo sentir tristeza e raiva; ser amistosos e reservados; querer, no mesmo ato, tocar e bater. Um modo prático de experimentar isso é, de início, perceber a complexidade das ações e dos sentimentos, localizando-os em seu corpo — a raiva nas mãos, a tristeza no peito, o agarrar ou bater nos dedos. Permita que essa parte de seu corpo complete a ação. Cerre o punho e estenda os braços, encha e esvazie o peito, bascule a pelve sexualmente, projete o queixo ameaçadoramente. Permita que todo o organismo expresse os diversos sentimentos e os diferentes padrões de ação.

Aprender a mover partes do seu corpo como expressão de tristeza ou raiva será um diálogo que o ajudará a viver seus sentimentos. Você descobrirá que o conflito não é apenas negativo, mas gerador de mais riqueza. Viver com emoções e sentimentos contraditórios é uma arte, que evidencia nossa complexidade.

Outra dimensão da vida emocional que você descobrirá nessa investigação é que os sentimentos não têm por objetivo apenas evocar respostas de outras pessoas, mas também mantê-las à distância. Você poderá assim, se perguntar: como os sentimentos que estou tendo aproximam ou distanciam as pessoas?

O estilo pessoal de criar distanciamento e proximidade é muito importante para se compreender como alguém convive com a tristeza, a alegria, o prazer ou o desespero. Você começará a distinguir quando a excitação ou os sentimentos se destinam a incluir ou excluir. Você quer *ser parte* de ou *ficar fora* de? Consegue ficar distante sem sentir-se abandonado? Ser incluído sem abrir mão de sua individualidade? Os sentimentos se destinam a incluir você em certas situações, mas não a escravizá-lo. É essencial fazer essa distinção.

Talvez você comece a perceber que tenta afastar as pessoas recuando para dentro de si, encolhendo seus ombros, contraindo seu peito, em vez de se afastar ou pedir que as pessoas se afastem. Você poderá querer retirar-se mas sentir-se sempre na obrigação de ficar, com sentimentos concomitantes de frustração, raiva ou impotência. Poderá descobrir que está se enrijecendo quando começa a se sentir próximo ou íntimo de alguém. À medida que aumenta seu desejo de contato, você pode desenvolver um padrão de contenção corporal, acompanhado pelo temor de ser rejeitado, ignorado ou de perder o controle. Você pode descobrir que se superexcita ou amortece sua excitação na medida do desejo de aproximação ou retração.

Uma vez tendo aprendido o padrão de suas respostas, você pode começar a retrabalhá-las, se estiver disposto a isso. Você poderá, por exemplo, solicitar às pessoas que se afastem quando quiser ficar só ou afastar-se ao sentir que já obteve contato suficiente. Experimente descontrair-se mais ao se aproximar das pessoas. Talvez você se permita ousar graus maiores de excitação, ser menos explosivo ou dramático.

Falando sobre como nos moldamos, o que precisa ficar claro é que somos capazes de viver muitos níveis de sentimento e excitação. Uma pessoa pode reagir aos próprios sentimentos agarrando-se a eles, contendo-os, não os deixando fluir. É como cerrar os punhos e dizer "Não vou permitir que esse sentimento cresça", num gesto mesquinho ou como a tentativa desesperada de controlar sentimentos que embaraçam ou subjugam ou, ainda, explodir, manifestar os sentimentos e nunca ter o controle de si mesmo. Mas somos também capazes de conter os sentimentos, sem comprimi-los e permitir que nos movimentem para o prazer e a satisfação.

Conquistada essa contenção, a vivência do somático nos proporciona aprender como a excitação e o sentimento se intensificam e se dirigem à satisfação. É possível aprender a sustentar a iminência de uma ação até estarmos prontos para agir de modo adequado. Experienciar como moldamos a excitação e o sentimento nos mostra como podemos cooperar conosco em lugar de nos reprimirmos. Podemos aprender o que é auto-expressão e o que é auto-administrar-se, em vez de nos prendermos a imagens preconcebidas de como nos satisfazer ou daquilo que nos satisfaça. Aprendemos que auto-expressar-se é achar maneiras de agir que construirão nossas vidas e nos proporcionarão significado e prazer.

O Como do Comportamento

APRENDENDO O CAMINHO SOMÁTICO DA AUTOFORMAÇÃO

No capítulo anterior, abordamos a organização do sentimento e da excitação. Passamos agora a discutir a organização somática do comportamento.

O cérebro, os músculos e os órgãos internos são passíveis de educação através da experiência e, portanto, passíveis de comportamentos de estereotipia, e de uma interminável repetição do que foi aprendido. Se aprendemos no passado a inibir as pulsações internas, fazemos disso uma regra. Nossos corpos, no entanto, têm também a capacidade de reaprender. Mas se desenvolvermos sensibilidade em relação aos nossos corpos, em relação ao que é vivido, para o processo de *Como* aprendemos a fazer as coisas, podemos abrir mão da estereotipia, nos reorganizar e efetivar um novo aprendizado. O desafio é estar em contato com o sentimento de formação, o sentimento de como nos moldamos em relação aos eventos e às pessoas, e de aproveitar a oportunidade para mudar os padrões pessoais de funcionamento, caso os estereótipos não sejam mais satisfatórios.

O que é crucial, e que geralmente é esquecido pela própria natureza do processo de estereotipia, é que toda pessoa ao crescer criou, praticou e aperfeiçoou padrões de expressão e comportamento social. Ouvimos: "Não seja carente, não fique triste, não seja impaciente, aprenda a se controlar". Mas para colocar em prática o que outros consideram comportamentos ideais, talvez tenhamos de inibir os movimentos peristálticos intestinais, interferir no ritmo cardíaco e dos vasos sanguíneos ou contrair a musculatura esquelética. Essas ações impedem a concretização de impulsos como exteriorizar-se, correr ou fazer ruídos.

Em seu livro *The Attitude Theory of Emotions*, Nina Bull, uma de minhas mestras, descreveu a expressão emocional como uma seqüência de três etapas. Em primeiro lugar, há um padrão organísmico geneticamente herdado, depois uma preparação para a ação e, finalmente, a ação propriamente dita. No choro, por exemplo, há primeiro o padrão genético, depois a prontidão para chorar e, finalmente, o choro. O primeiro e mais primitivo estágio desse padrão dificilmente pode ser percebido de modo consciente. O segundo é bastante perceptível. Quando uma criança se prepara para chorar, ela primeiro prende a respiração, interrompe um padrão respiratório específico, contorce o rosto, crispa a boca, abre-a e chora. No caso de um adulto, antes que o choro tenha início, pode-se observar como a tristeza se concentra e aprofunda. É importante reconhecer esse segundo estágio porque ele é moldado e influenciado pelas ocorrências do desenvolvimento. A criança alvo de rejeição, gritos ou espancamentos, desenvolve uma postura de prontidão para se defender ou um padrão de medo de rejeição que não é apenas um registro mental mas uma configuração cerebral, emocional e muscular. Os músculos ficam tensos, prontos para agir. O que se desenvolve é uma prontidão estruturada para responder de modo específico a certos sinais ambientais.

Ao longo da vida continuamos a aprender organismicamente. Na estimulação sexual, por exemplo, desenvolvemos um padrão de atuação de nosso comportamento sexual com base em nossas experiências, construindo dessa forma uma atitude organísmica diante da sexualidade. Na escola, aprendemos a moldar padrões específicos de aprendizagem e curiosidade, a desenvolver padrões de resposta a situações de testagem, interação com autoridades e aquisição de informações. No trabalho, adotamos e aperfeiçoamos padrões organísmicos específicos que acreditamos serem importantes para nossa eficácia e sobrevivência, seja o de subordinação ou dominância, retraimento ou controle. Em minha opinião, é de grande importância reconhecer esses padrões. Descobri que há um processo simples que pode ser empregado para experienciá-los. Nesse processo, o que você tem a fazer, apenas, é se perguntar: "Como estou fazendo aquilo que estou fazendo?", e permitir que esse questionamento o conduza, passo a passo, através das camadas de seu funcionamento somático em uma dada situação. O "*Como*" é uma consigna que nos aplicamos para tentar descobrir ordem dentro dos eventos.

Suponha que perguntássemos a uma pessoa que está enraivecida: "Como você fica enraivecida?". Ela diz: "Fico enraivecida gritando". Perguntamos então: "Como você grita?" e ela pode responder: "Ergo o peito e aperto a garganta". Podemos então perguntar: "Como você sabe isso?" e ela pode responder: "Bem, eu me lembro que fazia isso quando era criança e, portanto, continuo fazendo. Faz parte da sensação de conhecer a mim mesma". Então você pergunta: "Você sabe como desenvolveu esse peito levantado?" e ela diz: "Eu me lembro que, quando criança, meu pai gritava comigo. Eu gelava e meus ombros levantavam. Agora percebo o padrão interno de erguer o peito para gritar".

Como ficamos com raiva? Qual é a organização do nosso estar com raiva? Talvez não gostemos do jeito de uma pessoa ou do que ela nos diz. Mas, temos de perguntar *Como*, como percebemos isso somaticamente? Se achamos que as pessoas estão fisicamente nos limitando, tentando nos cercear, como geramos essa imagem? Será que estamos recordando um tempo em que as coisas desse tipo aconteciam? Como formamos essa imagem? Apertando os olhos, prendendo a respiração? O que sentimos em nossos corpos, em nossos braços? Sentimos alguma contração muscular, alguma prontidão muscular para bater ou controlar o impulso?

Ou como nos contemos quando estamos enraivecidos? Há algum pensamento associado ao movimento em nosso corpo ou mãos? Ele é desencadeado por uma interferência no nosso ritmo ou por uma necessidade de tocar, pedir?

Qual é o padrão de nossa raiva? Essas respostas não vêm apenas da cabeça, são padrões motores que possuem componentes de pensamento, ação e visceralidade. Quando estamos com raiva, por exemplo, como damos a nós mesmos o comando para contrair e manter os braços junto ao corpo? Como usamos a imagem de experiências passadas no presente? Quais são as sensações, quais os gestos aos quais estamos respondendo?

O exercício do *Como?* nos leva da atenção cerebral para a percepção organísmica, de condutas corporais vagamente percebidas para a clareza. Podemos reconhecer como nos mobilizamos para fazer algo, como entramos nesse estado de prontidão para agir, como nos mantemos mobilizados.

Não há respostas para a pergunta "*Como*". As respostas estão em nossas reações. Nossa experiência é a resposta. Podemos aprender como damos a nós mesmos uma seqüência de comandos, como movemos nosso corpo de uma posição para outra, o que acontece quando colocamos fim a um estado e aprendemos a dar início a outro. Esse exercício é o desenvolvimento de um padrão de alerta experiencial. Fazer a pergunta "*Como?*" nos permite descobrir a conexão dos padrões de ação de modo a poder desconectá-los e modificá-los.

É um exercício, um autotreinamento no processo de reconhecer que palavras e imagens estão conectadas a padrões musculares, confirmar que o corpo fala e perceber que a fantasia é uma preparação para a ação. Temos um circuito de padrões de ação, que conecta fusos musculares e fibras nervosas. Podemos desligá-lo ou podemos acioná-lo. Podemos experimentar novos padrões ou manter os antigos.

Experimente essa idéia em algum evento de sua vida: Como você sai de casa todas as manhãs? Há uma sensação de pressa ou de preocupação? Mas, então, como me faço ficar preocupado? Pensando no futuro. Como faço isso? Formando imagens, ensaiando mentalmente situações ou repassando vivências anteriores, como lidei com elas ou as evitei. Percebo então minha necessidade de desempenho. Como faço com meu corpo para desempenhar? Cerro os dentes, encolho a barriga. E como produzo isso? Lembro-me que esse era o modo como lidava com meus sentimentos quando estava com fome e ninguém vinha. Como fazia isso? Como criança, apenas sabia fazer. Como sabia? E, nesse ponto, pode haver um evento não-verbal, que fala na linguagem silenciosa do processo somático, no qual há um profundo auto-reconhecimento e conhecimento de si.

Como fazemos isso, como estamos fazemos aquilo? Os eventos falam por si mesmos. Como um sonho que se revela a si mesmo passo a passo, perguntar *Como?* dá acesso às seqüências de nosso funcionamento. Como você começa a brigar com sua esposa? Quais são os sentimentos aos quais você reage, quais as imagens internas? Como você molda respostas? Quais os passos na escalada de hostilidade?

O exercício do *Como* ensina a reconhecer as sensações de auto-organização, as fases da prontidão para agir, as imagens e os padrões que emergem. Esses exercícios e experiências de aprendizagem podem nos ser extremamente úteis, se prestarmos atenção. Por exemplo, quando você diz para si mesmo: "Quero prolongar meu prazer ao fazer amor", como é que você põe isso em prática? Há a idéia de que você quer prolongar seu prazer. Você já leu sobre isso ou alguém lhe falou a esse respeito. Agora, como você passa das imagens para a ação, da idéia para a satisfação? Você deve partir exatamente do que está fazendo e não tentar impor um modo diferente de fazê-lo. Uma vez que você perceba, por exemplo, como tenta controlar a escalada das sensações sexuais, como não é capaz de lidar com a movimentação agressiva de sua parceira, como atua isso muscularmente, estará, então, em condições de levar esses comportamentos a seu fim. Você contrai a barriga, suga as vísceras para cima ou cria um anel de tensão em volta da base do pênis para controlar a excitação? Fica apático ou esvaziado, desamparado, tenta drenar a excitação de sua parceira através desses expedientes corporais? Desencadeia um fluxo compulsivo de imagens, comprimindo o cérebro de modo a não sentir nada no peito ou nos genitais? Como você se faz sentir desamparado? É apenas a impressão de que vai ficar desamparado ou você está, de fato, começando a sentir a descoordenação das diferentes partes de seu corpo? Talvez sua respiração não esteja sincronizada com os movimentos de sua pelve ou talvez a pelve esteja acelerada demais para sua respiração. Talvez lhe ocorram imagens de fracasso que façam você respirar rápido demais, passando a não sentir as sensações. Ou então talvez ache que precisa satisfazer sua parceira com movimentos rápidos e fortes.

Esse é o modo de se experienciar exatamente aquilo que se está fazendo. Talvez você esteja se fazendo impotente ou frígido. Uma vez que você faz assim, como parar de fazê-lo? Mas essa pergunta já foi, em grande parte, respondida. Quando você sente que está respirando ou se movendo rápido demais, percebe que é possível diminuir o ritmo. Você diz a si mesmo para ir mais devagar através de um comando verbal ou de uma imagem e, então, usando os mesmos movimentos de antes, invoca uma movimentação que o faz ir mais devagar.

Nosso exercício de aprendizagem tem, portanto, duas partes. A primeira é o reconhecimento de um padrão de ação atual. A segunda é o uso do padrão que foi reconhecido para formar outro padrão de ação, uma nova formação. Isso vale para qualquer padrão que você tenha descoberto em aprendizagem e queira mudar.

Consideremos um dos padrões que você reconhece. Digamos que você fixa a mandíbula e semicerra as mãos, em punho. Para completar esse padrão, você pode finalizar a ação fechando mais a mão para fazer o punho. Você pode obter uma noção do padrão de ação completando-o ou exagerando aquilo que está fazendo. Desse modo, você percebe os diferentes graus de contração no padrão. Ou pode ir no sentido contrário, do punho cerrado até estender os dedos, abrindo a palma e experienciando o alongamento, que é a desestruturação do fechamento da mão, através de um *continuum* de relaxamentos para formar um padrão de mão aberta.

Essa prática pode se aplicar a qualquer padrão descoberto: você pode levá-lo até o extremo, para finalizar a ação — só que lentamente — ou prolongá-lo no sentido contrário. Desse modo, você pode se treinar a reconhecer as sensações do *continuum* de coordenação muscular-emocional. Você experiencia seu padrão muscular e, através desse aprendizado, está capacitado a descobrir alternativas.

Dei a esse processo de passar por todas as etapas de um padrão muscular-emocional o nome de "sanfona". A sanfona é uma série de possibilidades, o *continuum* da ação, os graus na escala da expressão. Ações e gestos podem ser ensaiados através de extensão e contração, para frente e para trás, ao longo de um padrão de ação como o faz um tocador de sanfona.

Quando nos expandimos, percebemos que podemos nos expandir pela metade, com ou sem entusiasmo, por toda a extensão, um quarto ou um oitavo do caminho. Há no estender-se, no buscar, níveis de nuanças emocionais, todos os tipos de discriminação muscular, comprometimentos e ações. O modo como nos impedimos de viver a extensão total é tão importante quanto a própria extensão. Aprendendo isso, podemos começar a nos ajudar a mudar nossos padrões de distresse emocional.

Tanto o exercício do *Como?* quanto o da sanfona podem ser usados para identificar os papéis que você constrói nas interações sociais. Isso é feito da seguinte maneira: tanto numa situação social real quanto numa imaginária, você pode começar por se perguntar como foi que se organizou somaticamente. Por exemplo, você pode descobrir que seu peito está afundado, sua garganta apertada e sua pelve puxada para cima. Pode haver poucas sensações nas pernas e nos genitais. Qualquer que seja o padrão descoberto, exagere-o, contraindo os músculos envolvidos, com mais força. Se seu peito está apertado, aperte-o mais ainda; se seus ombros estão levantados, erga-os um pouco mais. Você faz uma caricatura somática do padrão e tenta, então, identificar os sentimentos que acompanham essa organização, assim como a imagem que ela cria. Desse modo, você pode começar a identificar o papel social que está encenando somaticamente, isto é, o de bom rapaz, vítima, menininha, o que se preocupa em ajudar.

Ou, inversamente, você pode começar por notar que nas interações sociais você se comporta sempre de um modo malicioso, sedutor, arrogante ou aplacador. Você pode então usar o exercício do *Como?* para descobrir como cria somaticamente esse papel, essa atitude. Em qualquer dos casos, tão logo você sinta como está organizando somaticamente um padrão, a sanfona pode ser empregada. Você experiencia os diferentes sentimentos e qualidades que acompanham os graus de tensão e relaxamento em várias partes de seu corpo. Ao fazer isso, você se engaja numa espécie de biodrama, experienciando e experimentando uma porção de possíveis papéis e modos de sentir a você mesmo. Assim, você se permite desenvolver organizações somáticas que possam lhe propiciar interações sociais mais ricas e satisfatórias. É a isso que me refiro quando falo de construção da realidade somática.

Outro aspecto do processo de organização que é importante experienciar é a dimensão de tempo. Uma seqüência não é apenas um evento espacial mas tem duração e repetição. A duração é o ponto central do processo. Quanto tempo dura um sofrimento ou uma fome de contato ou um desejo sexual? A percepção da duração abre as portas para o tempo, como um evento flexível, vivo, em vez de um tempo idealmente programado.

Há três tipos básicos de tempo que podemos aprender a reconhecer. Primeiro, há a distinção entre "meu tempo" e "tempo dos outros". "Meu tempo" significa o tempo que preciso para assimilar, o tempo interno que preciso para aprender alguma coisa, para obter satisfação. "Tempo dos outros" significa o tempo ambiental, o tempo da sociedade, o tempo externo ao qual temos que responder. O tempo através do qual somos medidos, a pressão a que estamos sujeitos para desempenhar uma tarefa, fazer um trabalho e sermos, então, julgados como estúpidos, brilhantes, rápidos ou indolentes. Depois, há o tempo que emerge como um tempo compartilhado, os ritmos forjados que não são nem totalmente ideais nem totalmente meus.

A maioria dos dilemas humanos tem por base a luta pelo tempo: quanto tempo leva para se fazer algo? O que fazer quando o outro não está disponível para nós? Muitos de nós experienciamos estresse ou distresse* porque não estamos fazendo as coisas em nosso próprio tempo. Não conseguimos atender às exigências de tempo dos outros e ainda frustramos as nossas. Estamos sempre tentando nos acelerar ou nos desacelerar, evitar uma tarefa ou executá-la. Evitar demanda tanta energia quanto executar e, nos dois casos, nosso fluxo próprio de tempo é interrompido. O conflito ocorre quando alguém quer que nos movamos mais rápido ou mais lentamente do que queremos nos mover.

Os conflitos de aprendizagem surgem quando se impõe a velocidade de outra pessoa à nossa velocidade de assimilação. Para a maioria das pessoas, educar e adaptar significam impor

---

* Traduzimos a palavra *distress* por distresse, significando *sofrimento, aflição, angústia*. (NT)

o tempo social ao tempo de cada um, ignorando seus ritmos e processos, reduzindo mais e mais o pulsar individual. Pode haver desacordo de freqüência entre amantes, ou entre operários pagos por hora e patrões que não aceitam seu ritmo lento.

Muitos problemas de comportamento, tais como a insatisfação sexual, são problemas de tempo e uma grande parcela de nossas doenças vêm da distorção de nossos ritmos próprios. Comemos rápido demais e ficamos doentes. Levamos tempo demais para responder à raiva e ocorrem graves contrações dentro de nós.

Atualmente, até mesmo nossa vida celular é alterada por fármacos e álcool, que nos fazem acelerar ou diminuir o ritmo. A noção de ritmo natural e suas escalas de variação se perdeu e já não sabemos ao certo qual é o padrão de nossos apetites.

Aqui, novamente, o processo de perguntar *Como?* pode ser enormemente útil. Faça uma lista: na coluna da esquerda, você pode escrever "meu tempo" e na coluna da direita "tempo dos outros". Na coluna da esquerda, escreva "*self* particular" e na da direita, "*self* público". Você então se pergunte: quanto tempo reservo para mim mesmo e quanto tempo dou aos outros? O que identifico com fazer coisas para mim, o que identifico com fazer coisas para os outros? Dou tempo suficiente para o emergir de minhas necessidades, para meu estilo próprio de fazer amor, meu método particular de lavar os pratos? E quanto tempo dedico para conquistar a aprovação dos outros, meu professor, meu chefe, meu parceiro, meus pais?

Fazer essas perguntas é um jeito de revelar onde há conflito ou como você desenvolveu a relação entre seu tempo e o tempo dos outros. Se você se sente dominado ou vitimado, isso provavelmente se deve ao fato de você não ter se permitido usufruir o suficiente de seu próprio tempo. O *self* público dominou o *self* particular e este se atrofiou. Ou, talvez, o inverso seja verdade: você pode se sentir solitário, alienado e faminto de contato ou de aprovação.

O passo seguinte é começar a questionar de que modo você construiu somaticamente o tempo. Que padrões musculares você invoca para se fazer diminuir de ritmo ou acelerar? Como você se comprime para desempenhar o tempo intelectual exigido pela educação? Com que sentido de tempo você come, faz amor, anda pelas ruas, dirige? Como você faz isso em suas vísceras, seus genitais, seu cérebro, seu coração?

Tive um cliente que não conseguia se permitir a assim chamada perda de tempo. Seu corpo era *overbounded**; a coluna era reta como um cabo de vassoura, o pescoço rijo e grosso, seu olhar grave e compenetrado, e os músculos hipertônicos. Essa organização somática era sua tentativa de comprimir o tempo, comprimir-se, não deixar que as coisas chegassem ao fim e não se permitir passar de uma atividade para outra. Eu o ajudei a sentir como era tenso colocando minha mão sobre seus músculos e o ajudei a aprender a pôr fim a esse estado *overbounded*. Então, seu anseio de contato e seu medo emergiram — o terrível medo que ele sentia de que seu anseio continuasse para sempre, não acabasse nunca. Ele resolveu sua compulsividade aprendendo a esperar sem medo, relaxando seu padrão muscular de pânico e aprendendo que sua noção infantil de tempo não era a mesma do tempo adulto. Transferindo essa aprendizagem para o relacionamento com a esposa, ele provou a si mesmo que seu medo básico de ser decepcionado estava errado, que podia assumir seu próprio tempo e que ela responderia com bastante receptividade.

Quando começamos a perceber nosso modo de moldar o tempo, descobrimos que vivemos muitos tipos de tempo: religioso, institucional, emocional, bioquímico, pessoal e coletivo. A vida somática é o tempo do meu processo comigo mesmo, com os outros, com o universo. O tempo determina a relação que estabeleço entre mim e minha comunidade. Quando aprendemos sobre nossos próprios ritmos, nossas pulsações, nossas regras de tempo, captamos então, e só então, a essência da verdadeira liberdade.

O tempo de cada pessoa é diferente. Cada um vive em muitos tempos diferentes. Levar isso em consideração pode representar um enorme avanço na redução de tensão e conflitos inter-

---

* Optamos por manter os termos no original, por não existir equivalente em português. Derivado de *overbound*, significando corpo, vida com excesso de limites. (NT)

pessoais. Quando percebemos que outras pessoas têm um ritmo diferente do nosso, que o nível de excitação de nossos pais, chefe ou parceiro cresce e se resolve de um modo diferente do nosso, podemos então começar a formar relações nas quais harmonizamos nossos tempos.

Quando nos sensibilizamos para o tempo que alguém leva para fazer alguma coisa então podemos mudar a maneira pela qual nos relacionamos. Podemos criar um tempo compartilhado, retirar-nos para nosso próprio tempo e, quando necessário, atuar sobre o tempo de outras pessoas. Uma vez que tenhamos começado a estabelecer a noção de como organizamos o tempo numa atividade específica, podemos empregar a sanfona. Podemos acelerar ou desacelerar a atividade em graus, acréscimos de 10%, 30%, 70%, 90%. Podemos nos mover para frente e para trás entre o que imaginamos ser o tempo dos outros e o que imaginamos ser o nosso tempo. Podemos perceber quanto prazer e sentimento ocorre em diferentes ritmos e como podemos criar diferentes tipos de tempo.

O *Como?* é um processo destinado a conduzir você mais profundamente em sua fisicalidade. É uma função muscular emocional. Quando o praticamos, ele mostra que a intimidade e o contato têm uma variedade de formas e tempos. O exercício do *Como?* pode mostrar a você como se preparar para fazer algo, quanto tempo leva e como você o faz, de fato. Quais os padrões musculares? Há outros modos de fazê-lo? Como você fica mal-humorado? Como fica sério? Você sabe como se impede de ficar excitado, feliz, satisfeito, e como não se permite detectar o que falta?

Esse "prestar atenção" é permitir que as experiências se façam sentir por si mesmas, não observar ficando na posição de quem inspeciona, examina, julga ou critica. Essa percepção de processo não faz de nós observadores mas, antes, auto-experienciadores, empáticos conosco mesmos. Essa percepção une de um modo cognitivo, emocional e físico. Ela nos ensina ligação, totalidade. Descobrir o *Como?* possibilita-nos mudar a nós mesmos.

II

Transições Somáticas

O desprendimento requer não apenas a renúncia das fantasias que determinaram nosso entendimento no passado, mas também do comportamento que corresponde a elas.

Karlfried, Graf von Durckheim

Ou poderíamos dizer que o desejo, sem uma precisa materialização, é sinônimo de insatisfação.

William Blake

O Processo de Transição Somática

AS TRÊS ETAPAS DA EXPERIÊNCIA NAS MUDANÇAS DA VIDA

A vida é uma série de transições, através das quais o indivíduo tem a oportunidade de se remodelar, reorganizar sua vida. Mas muitas pessoas não fazem ou não têm condição de fazer as transições. Esses momentos decisivos requerem a aprendizagem de novas habilidades de vida e a construção de todo um novo conjunto de hábitos corporais. Muitos indivíduos adoecem nessas fases críticas porque não recebem o auxílio necessário ou porque não têm conhecimento do processo de reorganização somática.

Num passado não tão distante, o ritmo de vida era muito mais lento. As exigências de reorganização de vida eram menores e os rituais de nascimento, os ritos de passagem e as litanias prescritas para o luto eram suficientes para ajudar as pessoas a atravessar as grandes mudanças da vida. Mas hoje as mudanças surgem numa velocidade verdadeiramente cataclísmica e precisamos de múltiplos referenciais para estarmos preparados para lidar com elas. Sem esse tipo de preparação, as novas solicitações tornam-se esmagadoras e o processo pessoal culmina em frustração e desgaste.

A maioria de nós está mal preparada hoje em dia para lidar com as transições. Sabemos assumir apenas ou a postura do herói ou a postura da vítima, uma vez que não possuímos uma linguagem e um método para lidar com mudanças somáticas. A linguagem da psicologia tem sido a do *insight*, mas não a da mudança muscular e orgânica. O que proponho é um modo de nos ensinarmos o processo somático através do qual organizamos e reorganizamos a nós mesmos.

Tentando compreender o processo somático de transição, fui compelido a observar que qualquer mudança de vida, seja ela a formação de um novo estilo de vida, uma separação ou uma morte em família, passa por três diferentes fases. Chamo a esses estágios de *endings, middle ground* e *estágios de formação**. Cada um deles possui um conjunto distinto de qualidades emocionais, sensações corporais e problemas específicos. As etapas da mudança envolvem, inicialmente, o término da fixação em modos determinados de fazer as coisas, depois um período informe e em fluxo e, finalmente, uma fase de experimentação de novos comportamentos.

O ato de pôr fim a uma situação, imagem, padrão de comportamento ou forma de vida decorre de novos *inputs* tanto internos quanto externos. Pode acontecer repentinamente, quando alguém morre ou quando nos apaixonamos ou encontramos uma pessoa notável. Ou pode acontecer gradualmente, como o final da infância ou da adolescência. Quando essas alterações ocorrem, descobrimo-nos soltos no mundo, literalmente. Esse é o *middle ground*, no qual podemos nos sentir perdidos, sobrepujados. E, mesmo assim, estranhamente, há sempre uma linha que nos leva para fora do *middle ground.* Isso pode ocorrer por mudanças de nível do *insight* para a ação, ou seja, novo comportamento. Abandonamos a diferenciação, passamos a existir em estado indiferenciado e então nos diferenciamos novamente, como uma célula. É assim que a mudança acontece.

Todas as transições requerem um período de separação, um tempo de espera e um tempo para reorganização de novas ações. São essas as fases de nossos desejos mais profundos: o fim de uma secreta gestação, incubação, a emergência de

---

* Os termos serão mantidos em inglês nesta tradução. *Endings* não apenas significa finalização dos múltiplos elementos de um processo existencial, mas a ponta do fio de acontecimentos. *Middle ground* se refere a um terreno de transição, informe, pleno de potencialidades. *Stage of formation* possui uma correspondência direta com a expressão em português "estágios de formação." (NT)

novos desejos, o estágio da experimentação, a adolescência, a fase de testes, a confusão, e, então, a maturação, a maturidade dos desejos e a satisfação.

As transições são atos de imaginação e formação de imagens. São atos de liberdade, individualidade e auto-regulação, que podem ensinar a participação nas mudanças do corpo. Elas falam de nossa capacidade de resposta e de nossa sensibilidade a novos padrões, formatos e formas.

É inteiramente possível nos treinarmos a reconhecer o padrão das sensações mentais, musculares e orgânicas que acompanham as transições de vida, ganhar intimidade com expressões bioquímicas, emocionais, físicas e experienciais do processo vivo. Experienciar a nós mesmos dessa maneira nos ajuda a desmanchar velhas atitudes de que já não precisamos e participar da autoformação. Usando as noções de *endings, middle ground* e *estágios de formação*, podemos aprender e reaprender a administrar nosso próprio crescimento.

Os três capítulos seguintes detalham cada um desses estágios, examinando os problemas, qualidades emocionais, sensações e sentimentos que acompanham a cada um deles.

Endings

SEPARAÇÃO E AFASTAMENTO COMO ATOS DE MUDANÇA

Endings são sinais de que partes de nossas vidas ficaram obsoletas, que precisamos mudar um relacionamento ou comportamento, que o padrão de nossa vida está prestes, outra vez, a se reformatar. Um processo de separação e remodelação está a ponto de acontecer. Não é algo anormal; faz parte do padrão normal de vida e crescimento. Uma criança afasta-se de sua mãe, abandonamos um emprego, alguém morre, assumimos uma nova capacidade profissional ou uma nova atividade.

Endings são uma desconfiguração, um processo emocional de distanciamento, um retraimento, uma concentração que dá origem a um aumento de excitação e sentimento. Inicialmente, porém, há um recuo: distanciamo-nos geograficamente ou começamos a desativar a conexão original. *Endings* geram conflito entre ficar e partir. Cria-se um espaço, um vazio, um vácuo, tanto no mundo objetivo quanto em nosso *self* emocional e neurológico.

Endings interrompem o que havia sido estabelecido como seqüencial e ordenado. Relacionamentos atravessam mudanças — movidas por razões internas — e, novamente, experienciamos o fluxo e o caos da vida, a energia incontida da excitação bruta que gera novas respostas. É caótico e pode ser assustador. As coisas já não são como antes e não podemos mais nos comportar como fazíamos. Quando algo começa a acabar, geralmente experienciamos uma tristeza inexplicável, uma excitação sem foco, agitação, sintomas de desconforto físico e emocional. Podemos experienciar ansiedade graças à energia livre que não se encaixa em nenhuma das velhas categorias.

Muito freqüentemente nossa resposta é a doença que dá a pista para a ocorrência de um *ending*: dores de cabeça, distúrbios intestinais ou cardíacos. Estamos tentando nos dizer alguma coisa: "Não me sinto à vontade; isso me magoa; não me serve mais, não consigo mais lidar com o mal-estar que essa ligação está me produzindo, esse estilo de vida, esse relacionamento, o modo como estruturei a vida em meu corpo. Essa dor de cabeça me diz que alguma coisa precisa ser mudada. Uma úlcera me sinaliza que não estou me dando tempo suficiente para digerir. Uma dor lombar me diz que essa não é a mulher com quem eu quero fazer amor ou que meu jeito de fazer amor já não satisfaz".

A experiência real que as pessoas têm durante um *ending* é geralmente não-estruturada. "Estou perdido", dizemos, ou "Não tenho nenhuma fonte de referência", ou "Sinto que estou sendo arrastado por todas essas sensações e sentimentos". Podemos descartar essas idéias e pensar: "Ah, vou ficar bem", mas no íntimo nos sentimos assustados. As desconfigurações dizem respeito a crises reais de identidade, os padrões de auto-reconhecimento. A vida prévia de nosso corpo está ameaçada e invalidada. Não é de surpreender estarmos assustados.

A peculiaridade do organismo humano é alcançar estabilidade apesar do permanente impulso para o crescimento e a mudança. Seu modo de buscar a estabilidade é através da estereotipia, apoiando-se em comportamentos repetitivos, que dão uma margem de previsibilidade e uma forma para nossa identidade. Essa repetição tem uma consistência interna. É nosso modo de fazer as coisas. É nosso modo de organizar músculos e cérebro. Nós nos apegamos e nos identificamos com esses padrões de comportamento — porque representam sobrevivência e prazer, previsibilidade e continuidade. Quando os estereótipos e padrões de auto-reconhecimento são ameaçados, fazemos qualquer coisa para mantê-los.

Quanto mais energia investimos em um padrão, maior a excitação, maior a ameaça de perda de identidade. Assim, quase que poderíamos dizer que a disponibilidade para mudar, deixar que a identidade seja flexível, caminha junto com a disposição de permitir que a excitação atinja sua própria conclusão. Os *endings* nos obrigam a encarar o desconhecido.

Sentimentos podem também ser nossa força, pois o processo de sobrevivência começa com a capacidade de responder de modos não-programados. Quando velhas estruturas já não funcionam, não podemos continuar a usá-las; quando padrões familiares de comportamento perdem a validade, precisam ser descartados. Para sobreviver e passar para o estágio seguinte de nossas vidas precisamos, antes de mais nada, enfrentar as situações a partir do desamparo que está emergindo e não recair nas antigas respostas automáticas que se tornaram contraproducentes ou mesmo destrutivas. A verdadeira sabedoria é quando reconhecemos um *ending*, ao invés de nos agarrarmos à ilusão de que há segurança nos padrões estáticos habituais. Se permitimos que nosso apego chegue a um fim, incentivamos nosso potencial para novas relações, novos corpos.

É possível, é claro, ficar imobilizado quando algo acaba e recusar-se a prosseguir. Algumas pessoas tentam permanecer crianças ou adolescentes, manter o *status quo*. Outras podem ficar tão assustadas e defensivas que, literalmente, morrem. Alguns padrões tornaram-se tão ritualizados e aceitos, nossa ligação com eles é tão profunda, que sentimos que abrir mão deles é o mesmo que morrer. Podemos rejeitar intelectualmente um comportamento mas ainda nos agarrarmos a ele emocionalmente.

Muitas pessoas tentam preservar seus relacionamentos em bases que funcionavam no passado para evitar transições ou crises. Com freqüência, tentamos impedir as transições e as crises por termos medo de não conseguir fazer andar um relacionamento. Mas é precisamente essa tentativa de manter o *status quo*, na qual incorporamos a atitude de não mudar as coisas, que causa um enorme distresse. Isso inibe novas interações, impede a ocorrência de novas aprendizagens, desacelera o processo. Nós nos resignamos, os processos emocionais perdem o brilho, a vida do relacionamento seca. Destruímos o que buscávamos preservar.

Muitos problemas de frigidez ou impotência são, na verdade, modos de uma pessoa dizer que não deseja mais ter um dado desempenho para com o outro ou permitir que vivências amorosas o afetem. As pessoas tornam-se frígidas. "Não sinto mais nada" ou "Estou impotente porque não quero mais desempenhar". Essas são declarações sobre o medo de uma crise emocional. Ou, ainda, sobre a falta de confiança na sua capacidade de reformular o relacionamento. Devemos permitir que mudanças ocorram para aprofundar os relacionamentos. Nossas experiências de amor nos reformulam, reformulam o modo pelo qual usamos a nós mesmos, geram energia que nos aprofunda individual e socialmente.

Quando uma situação chega ao fim, a disposição para estabelecer novos modos de ligação torna-se imperiosa. Uma pressão interna nos move a um novo contato conosco e com os outros, a estabelecer novas ligações, a ficarmos mais sensíveis à satisfação.

Quando resistimos à mudança e não conseguimos aceitar *endings*, o distresse é o sintoma mais comum, a reação mais freqüente. Começamos a nos debater, como crianças confusas: "Devo correr? Devo me apaziguar? Devo lutar? Devo investigar?" Por exemplo, a mulher cujo relacionamento com um homem está chegando ao fim e não sabe se vai entrar em colapso ou agüentar firme. No passado, ela pode ter tido sentimentos de dependência, desejado ter alguém que tomasse conta dela, que servisse de apoio, aconselhasse e organizasse a vida para ela. Apresenta-se um *ending* e seu desamparo é mais forte que seu impulso em direção ao futuro. Ela se sente numa postura que agora está se desintegrando. Tem medo de procurar outro homem de quem venha a depender e repetir um relacionamento humilhante e de auto-anulação. O que está em jogo é como ela vai se equilibrar sobre os próprios pés e organizar sua vida de um modo mais independente. Isso requer pôr um fim na dependência em que ela investiu tão profundamente. Descobrir como impedimos *endings* nos ensina muito sobre como vivemos nossas vidas. Para fazer isso, é importante lembrar que nossa estereotipia não é apenas intelectual mas também muscular. É o *como* de nosso estereótipo que dá forma e imagem à identidade. Tentar dar fim a alguma coisa sem perceber como estamos imersos nela torna o fim mais trágico do que precisaria ser. O exercício do *Como?* pode ser usado para experienciar como você construiu uma situação ou relacionamento e como você está tentando se impedir de mudar. Como você estabeleceu seu padrão de relacionamento com seu par? Qual o nível de sentimentos ou de expressão desse padrão? Como você dá forma a isso muscularmente, espacialmente? Como você se impede de mudar esse relacionamento? O que você faz corporalmente para brecar impulsos que levem você a desejar algo diferente? Talvez você descubra que se enrijece para congelar o passado, contrai os músculos de locomoção ou de auto-afirmação, paralisa a respiração, contrai o peito ou aperta a garganta.

Quando terminamos alguma coisa, criamos um espaço. Como passamos a reagir à sensação de falta de limites? Quando alguém morre subitamente, muitas pessoas reagem com um padrão de choque, permanecem congeladas, incapazes de assimilar a morte. Conservam o quarto do morto inalterado, continuam a conversar com ele ou se referir a ele como se ainda estivesse vivo. Todos os espaços permanecem preenchidos ou fixados. Elas não se permitiram perceber qualquer vazio interior nem reconstituir o antigo mundo espacial. É importante descobrir como se está lidando corporalmente com os sentimentos de falta de limites, de espaço interior, de mudança de impulsos.

É impossível aprender ou crescer se nos mantemos contidos ou rígidos. Mas as pessoas têm medo do desconhecido, acreditam que não possuem o instrumental de comportamento para se reconstituírem de um modo significativo para suas vidas. Na profundidade de seus tecidos, revivem e antecipam os medos e as dores de outros *endings*. Algumas pessoas permanecem profundamente assustadas porque nos primeiros anos de sua infância aconteceram muitas mudanças e conflitos. Elas não foram capazes de conviver com os sentimentos de perda ou desespero e com o paradoxo nas primeiras transições. É por isso que os momentos de virada* resultam tão freqüentemente em doenças. Mas a doença pode ser considerada, em si

---

* "Turning points". (NT)

mesma, um *ending*. Quando as pessoas adoecem, uma das maiores dificuldades é não saberem como podem ajudar a si mesmas em sua cura. Prestei auxílio a uma adolescente que se tornou mulher enquanto enfrentava a doença de Hodgkins*. Estava indicada a remoção de seu baço. O que fiz foi ajudá-la a fazer a transição, a viver o momento de virada entre ter um baço e passar a não tê-lo, estar intacta e deixar de sê-lo. Eu a ajudei a passar pelo processo de autocura. Pedi que ela fizesse coisas bem simples para passar por esse *ending*.

Disse a ela: "Veja, o que está chegando ao fim é você, enquanto organismo intacto. Esse estado de saúde, o corpo que você tinha, está chegando ao fim e há uma doença à qual você também está tentando dar um fim. A primeira coisa que quero que você faça é conversar consigo mesma. Seu cérebro consciente verbal precisa conversar com seu lado não-verbal, como se falasse com uma criança. Diga a ela que você vai ser cortada, que pode haver dor, que algo vai ser retirado de você, que vai doer, que a dor não vai durar muito, que você pode se sentir sozinha num quarto de hospital, tendo de contar só com você mesma".

É importante remover as imagens negativas e substituí-las por imagens positivas. Assim, repassamos o que significava as mãos do médico entrando no corpo dessa mulher, o que significava para ela ter sua privacidade invadida, uma vez que ela estava com medo e imaginava que as mãos do médico entrando nela seriam hostis. Sugeri, então, que ela desenvolvesse imagens de sensação de calor na barriga para que pudesse, de fato, ajudar o processo de cura. "Como é o sentimento de não ter o baço? Como você vai funcionar desse novo modo? Como o resto de seu corpo se sente sem o baço? Como é sentir esse buraco em você? Como você vai aprender a andar de um modo diferente?". Essa reorganização processual de sua imagem exigiu uma mudança na sua postura corporal: trocar a postura rígida do medo pela postura rígida de alerta. Dessa forma, corpo e imagem voltam a caminhar juntos. Esses foram os passos que ela aprendeu a dar para administrar suas ima-

* Câncer do sistema linfático. (NT)

gens e sentimentos ao passar por esse *ending*, essa crise da cirurgia. Nem todos os *endings* são tão traumáticos, mas o processo de mudança, crise e transição é universal.

É importante reconhecer que um *ending* não significa necessariamente obliteração ou mutilação. Perder uma forma não significa romper, esquecer ou jogar tudo pela janela. É, muito mais, comprometer-se de novo com a corrente da vida. *Endings* não significam apagar. Significam tomar distância, mudar a conexão.

Pense em como você se separou de sua família. Que mudanças corporais aconteceram? O que você fez? Quais foram as sensações? Quando você parou de compartilhar sonhos e intimidade? Quando foi que você interrompeu a dependência primária com a família e começou a montar seu mundo privado? Os *endings* criam separação. Colocar fim (*end*) a laços emocionais não é necessariamente cortá-los. As ligações podem prosseguir tornando-se menos densas. Mas ligações podem se prolongar e se aprofundar ao mesmo tempo. Podemos investir mais de nós mesmos no mundo, criando longas correntes de sentimento, da tribo para o mundo e do mundo para a tribo.

Esse tipo de *ending* ensina que proximidade pode se dar à distância, que sentimentos não acabam, mas mudam de forma, que terminamos um certo tipo de relação, um certo tipo de papel, mas não necessariamente rompemos, ao todo, as conexões.

Lembre-se que perder contornos, *des*-formar, *des*-estruturar são parte inevitável dos ritmos da vida, que *endings* acontecem a serviço da sobrevivência e da continuidade do ser biológico. Negar o estado de *ending*, jogar fora essa excitação, resulta na incapacidade ou indisponibilidade para fazer as mudanças necessárias para a sobrevivência e para o aprofundamento da satisfação emocional.

Middle Ground

GESTANDO O *SELF* DESCONFIGURADO

O *middle ground* se segue a um *ending*. Há uma pausa, um intumescimento, uma torrente de emoções misturadas, sensações e sonhos de futuro. É uma fase de transição, uma terra de ninguém, cadinho de nosso processo biológico, a partir do qual podem-se formar novas conexões. Essa desaceleração, essa parada no *middle ground*, é como um estado onírico no qual sentimentos positivos e negativos emergem das sombras, como se estivessem sendo iluminados por uma luz estroboscópica. As coisas estão fora de seqüência e não há nenhum sentido de articulação reconhecível.

O *middle ground* é como um oceano transbordante de imagens, sensações, sentimentos e necessidades entrando em cena, pedindo, clamando por atenção, ensaiando no campo da consciência, antes de passar para o mundo social. As coisas não são racionais. O tempo não é ordenado. A gravidade está de cabeça para baixo. Os *middle grounds* são andróginos, bissexuais. Essas paragens de nosso mundo interno têm tanto de masculino como de feminino, são uma matriz onde o recém-concebido é gestado.

É o que acontece no fim de uma colheita, antes do surgimento de novos brotos, como os processos profundos que acontecem entre inspiração e expiração, entre uma florada e outra. O *middle ground* é um estado de recepção e de concepção; é o sem forma, é o nascimento da forma, é o lugar onde coisas vêm a ser e a própria concepção nos toca. Níveis simples de organização preparam-se para níveis mais complexos. Do caos aparente, surgem as coisas. Todo processo de organização tem uma fase intermediária na qual a organização é mínima. É, de fato, a embriogênese, similar ao processo pelo qual os órgãos se formam, antes que o organismo se torne humano.

Quando estruturas, regras e rituais sólidos desmancham reentramos no mundo que experienciamos como indiferenciado, infinito e real. Nesse lugar intermediário, nessa pausa, padrões estruturados de valores se perdem. Podemos viver, então, um estado de temor reverente. O *middle ground* é o grande espaço mítico, o lugar religioso do sem limite, do incondicionado, o fogo da excitação ainda informe e do tumulto criativo. É um lugar de iluminação, de incontáveis possibilidades. Pode ser descrito como um clima, uma nuvem de intuição: finalizamos alguma coisa e nos descobrimos, de repente, sem limites, experimentando o doce sabor do sentimento de eterno. Nesse lugar, nesse espaço intermediário, o que pede passagem em nós é o que habitualmente chamamos de louco, ilógico, inaceitável, irracional, fora de seqüência, inesperado. Somos tocados por algo de sagrado.

No *middle ground* coexistem estados extraordinários que assumem formas diferentes de tudo quanto conhecemos antes. É também o lugar do simples existir. Contém os desencontros do dia-a-dia, possibilita o fermentar das coisas para que se reorganizem de um modo menos especializado, que sirva de fundação para uma nova forma.

O *middle ground* é uma experiência de extrema simplicidade e também de intensa visão. O indivíduo desfruta a espera ou a teme. Pode sentir prazer na vivência do recarregar-se, ou tentar evitá-la com uma atividade compulsiva ou ruminações sobre o passado. O *middle ground* é uma oportunidade para que a pessoa mergulhe em sua existência. Aprendendo a viver em seu mar criativo, ela experiencia a atração do passado e o ímpeto para o futuro.

Quando se evita o *middle ground*, o jorro espontâneo das paixões, do não-previsto, jamais é experienciado. Mas muitas pessoas temem os *middle grounds* porque há menos controle.

Os sentimentos e as imagens preponderam, não a racionalidade. O *middle ground* é difícil para as pessoas que não conseguem suportar intervalos. Elas querem agir. E se não conseguem, imediatamente, ficam ansiosas, zangadas ou tristes. Sentem que podem ficar loucas.

As pessoas comem demais, fazem sexo demais, trabalham demais, bebem demais — tudo num esforço de aliviar as tensões do *middle ground*, negar as mudanças que estão sendo sentidas, abafar as mensagens de seu interior. Freqüentemente há um impulso de se livrar da abundância de energia bruta no *middle ground*, como crianças que exprimem cada sentimento e cada impulso. Mas liberar ou descarregar essa energia não é a mesma coisa que contê-la ou construir alguma coisa a partir dela.

O que tem de ser aprendido no *middle ground* é como conter a miríade de sensações, sentimentos e *insights*, como permitir que nosso processo revele o novo. Um organismo maduro sabe como se inibir, como parar, como sustentar e como esperar. Ser capaz de fazer uma pausa, esperar ou inibir é libertar-se da condição de vítimas de nossa impulsividade e de respostas estereotipadas. A inibição nos permite fazer uso da experiência. A capacidade de conter sentimentos e conviver com estados indiferenciados, faz do *middle ground* uma pausa na qual a experiência pode se desenvolver e influenciar a forma de nossos novos comportamentos.

Quando você se permite as imagens e sentimentos do *middle ground*, não necessita se guiar por modelos prontos. Ao contrário, você pode endossar sua experiência, o que está fazendo consigo mesmo e seu modo de fazê-lo. Assim, você não tem de incorporar cegamente imagens e modelos impostos que podem ser abusivos e aviltantes. O que é crucial no *middle ground* é a vivência atenta das imagens mutantes de seu próprio processo.

Certas imagens são visuais, outras podem ser descritas como configurações que se apresentam a partir das terminações nervosas nos músculos e ossos. Os sensores de pressão e temperatura, o olho, o ouvido e os nervos viscerais enviam constantemente uma corrente de informações, imagens do espaço ou estado de ser, que é não-visual e não-verbal. É importante desenvolver um padrão muscular de prontidão para responder ao que está presente. Essa postura de prontidão para organizar nosso comportamento é uma atitude extremamente importante para passar do *middle ground* a uma nova forma. Faz-se um silêncio interior, como o da escuta de um som. Surgem sentimentos de interesse. Esse lugar intermediário, todos os terapeutas o sabem, dá origem ao *insight*. Conexões profundas e invisíveis são intensificadas ou enfraquecidas. A vida fica imersa em mistério.

O *middle ground* é o grande caldo criativo que, a partir do caos criativo, dá origem às formas sociais. É o momento central dos pontos de mutação, o espaço onde algo terminou e algo pode se formar. No *middle ground* o processo corporal torna-se o educador. Quem for capaz de prestar atenção e aprender consigo mesmo poderá participar de sua própria reestruturação, a partir de dentro.

Durante o processo do *middle ground*, o corpo emite uma infinidade de imagens, sentimentos e comandos de ação. Freqüentemente eles se revelam através dos sonhos. O sonho pode ser o modo do corpo falar sobre o que está acontecendo em seu interior. Um sonho é uma mensagem do *self* para o *self*, na qual os padrões internos de energia se revelam tanto em seu estado presente quanto nos estados transicionais. Um sonho pode nos dizer o que está chegando ao fim e pode nos dar um sinal muito claro sobre o estado do *middle ground*. Ele nos fala de uma outra dimensão de nossa existência. Sonhos são parte de uma série de modulações, de novos níveis de pensamento, sentimento e ação que estão começando a se integrar a nosso comportamento. Um sonho ou uma série de sonhos pode também ser precursor ou ensaio de novos padrões de comportamento. O organismo está começando a se organizar ou a se mobilizar para fazer alguma coisa. O sonho é o sinal do que está terminando e o mensageiro do que está para surgir desse ponto intermediário.

Repentinamente, no meio do caos do *middle ground*, algo começa a se organizar. Novas possibilidades aparecem como sentimentos, movimentos, imagens, idéias ou sonhos. Todos eles indicam uma nova possibilidade para o organismo se remodelar, usar a si mesmo de um modo diferente.

Deixe-me dar um exemplo de um dos meus próprios períodos de *middle ground*. Na época, eu já possuía um amplo embasamento em teoria e educação somáticas, mas estava insatisfeito e não sabia realmente que nova direção tomar. Tive então um sonho com uma mulher que observava um homem dando uma palestra sobre como as coisas deveriam ser feitas. De repente a mulher diz: "Ah, pare com essa falação e deite-se. Você tem de experimentar para saber do que estou falando". Ao me dizer isso no sonho, ela me fez deitar no chão e começou, de um modo muito ritmado, a massagear com as mãos a parte superior de meu corpo. Isso me trouxe o *insight* de que o modo de ajudar a suavizar o corpo e reduzir o estresse dependia do estabelecimento desse tipo de estado rítmico do corpo e sua mente.

O que esse sonho me sugeria era um novo modo de me comportar. Fiz exatamente o que foi sugerido. Passei a ficar de quatro para trabalhar com as pessoas e comecei a colocar minha mão no mesmo lugar e do mesmo modo que a mulher me indicara no sonho. Comecei a usar a mim mesmo de um modo completamente diferente e a ter outras experiências. O sonho me sugeriu que eu desistisse de ficar em pé, pensando e girando para cima os globos oculares, para dar espaço para que meus pensamentos ocorressem. Ele me ensinou a abrir mão da rigidez da postura intelectual de observação, parar de enrijecer o pescoço e prender a respiração para poder pensar claramente. O sonho me fez ficar de joelhos, sentindo o corpo do outro e estabelecendo um padrão rítmico que permitia que minha velha rigidez suavizasse. O sonho mudou meu corpo e meu modo de fazer as coisas porque o levei a sério. Literalmente, assumi esse sonho como um modelo de ação. Isso é o que um sonho, uma imagem ou sentimento pode fazer por nós em um *middle ground*: pode nos sugerir como usarmos a nós mesmos de um modo novo. E isso é o que acontece mais cedo ou mais tarde quando permanecemos nas vivências do *middle ground*. Descobrimos a partir de dentro um novo padrão, uma nova direção. Ultrapassamos a indiferenciação do *middle ground* quando a visão se torna ação.

A Etapa Formativa

O CONCRETIZAR SOMÁTICO E INTERPESSOAL DE UMA VISÃO

Do oceano do *middle ground*, uma corrente somática de organização nos impulsiona em direção ao crescimento. Formase uma visão de nossa situação, a partir da qual começamos a experimentar um outro modo de usar nossos corpos. Começamos a somatizar nossas imagens e emoções, praticando comportamentos relacionados com busca de satisfação. Passamos da androginia do *middle ground* para a diferenciação da individualidade. O que se descobriu no *middle ground* foi algo a respeito de como queremos viver nossa vida, que necessidades queremos satisfazer, como gostaríamos de estar no mundo. É uma experiência emocional de alta carga, na qual desvelamos certas verdades a nosso respeito. E, na *etapa formativa*, podemos estabelecer um compromisso com essas verdades. Essa formação não é performática, não é imitação, não é imaginar como fazer o que os outros querem que façamos. É transformar o *insight* e a visão em ação muscular, forma corporal e forma social.

Nas *etapas formativas*, ficamos prontos para gerar algo, nos compactamos e mobilizamos nossos recursos internos para formar um novo padrão de ação. Isso requer mobilização de imagens, informação e padrões musculares, para formar outra configuração, um novo modo de estar vivo, um corpo diferente. Os sentimentos que ocorrem nessa etapa incluem tanto a excitação que gera o movimento em busca da satisfação, quanto os sentimentos que acompanham cada passo nessa busca. Sentimentos esses gerados pelo pensar sobre a satisfação, familiarizar-se com ela, imaginar como agir, aprender como interagir, mudar nossas associações com as pessoas.

A formação de novos comportamentos requer um prolongado período de imaginação, testes, convivência com o fracasso e novas tentativas, até que o comportamento seja dominado. É como aprender a caminhar ou andar de bicicleta. No desenvolvimento de uma nova habilidade, há, no início, dificuldade, desajeitamento e hesitação. Frustração e inadequação são uma constante, até que surge um primeiro padrão de coordenação. Dominar com sucesso o novo aprendizado envolve, então, um período de maturação e prática reiterada, aprendizagem de nuanças de sentimento e movimento, em uma variedade de situações. Ao longo do tempo, a nova habilidade é incorporada e torna-se virtualmente automática.

Tomemos como exemplo um homem que necessita se apresentar engrandecido. Seu peito é inflado e suspenso. Quando ele percebe que pode abrir mão desse artifício, talvez tenha de começar a praticar movimentos de abaixar o peito e expirar. Por um certo tempo, ele vai ficar sem saber, ou sem ter como decidir, se quer assumir ou não seu tamanho real. Para expressar os novos sentimentos que estão agora a seu alcance, ele pode precisar reduzir seu ritmo, seu tamanho e movimentação.

Uma mulher, anteriormente mansa e submissa, começa a se ressentir de tomar conta do marido e filhos. Seu corpo se revolta e emite sinais desesperados: alguma coisa precisa terminar. Ela adoece, tem dores de cabeça e diarréia. No *middle ground*, ela se sente perdida, impotente e confusa. Finalmente, reconhece sua necessidade de se firmar e posicionar-se. Passa a exercitar uma boca e um ventre mais soltos e uma coluna mais firme, proporcionando a si mesma uma postura mais afirmativa. Produz, assim, distâncias apropriadas, onde delimita mais espaço para si e lugares para os outros. Muda assim sua identidade: de serva passa a igual.

A *etapa formativa* requer experimentação, prática e desenvolvimento de novos modos de usarmos a nós mesmos, convivendo com diferentes sentimentos e respostas, em nós e nos outros. As dificuldades que as pessoas encontram, nessa etapa, são numerosas. Durante nosso crescimento, fomos pressionados a ser diferentes do que somos, a seguir diretrizes alheias, a incorporar metas de formação sem correspondência conosco. Em decorrência, desenvolvemos padrões que não são os nossos. Tentamos criar sentimentos de valor próprio preenchendo-nos de valores dos outros, agindo segundo seu ritmo e executando coisas a seu modo. Essa falta de desenvolvimento próprio no processo formativo nos marca com problemas de impulsividade, com o sentimento de que a vida nos logrou, com um sentimento de incapacidade para tomar as medidas necessárias para uma direção pessoal.

O processo de organização pode ser comprometido por um sistema muscular fraco, subdesenvolvido, que entra em colapso, não conseguindo suportar um padrão assertivo ou que dependerá do suporte de alguém. Pessoas com esse padrão tendem a pensar em si mesmas como perdedores ou trapaceados. Há também tipos rígidos, com atitudes espásticas, congeladas e músculos que não expandem, cuja rigidez aborta seus impulsos, sua formatividade. Esses e vários outros padrões hiper e hipoativos enfraquecem o impulso do processo formativo, resultando em vidas infelizes.

A ruptura do processo formativo não acontece por acaso, mas reflete o modo pelo qual a pessoa se protege de perigos reais ou imaginários. Ela pode evitar situações, lamuriar-se ou desenvolver rigidez corporal. Pode manter padrões musculares e emocionais de auto-inibição, como os de falso orgulho que se expressam pela atitude de empertigar-se e erguer a cabeça, mostrando superioridade e desprezo.

Através da experiência, talvez sejam montadas restrições à livre expressão. Por exemplo, preencher a boca com comida para evitar o choro, ou contrair-se, fazendo-se menor, para evitar a vergonha. Desse modo, a vida dos sentimentos nunca amadurece, uma vez que essas ações mantêm um *status quo*, uma recusa em deixar que o corpo realmente mude. Conflitos não chegam a se resolver. A pessoa está comprometida em evitar aquilo que encara como experiências dolorosas, como sentir-se errando, ser punido ou rejeitado. Ela receia que, ao arriscar-se, perderá o suporte emocional.

É possível que, no passado, tenhamos sido desviados de nosso curso ou inibidos por tragédia, malícia, ignorância ou mesmo por nossas próprias limitações. Essa frustração interrompe o processo formativo, com todos os sentimentos negativos decorrentes, tais como raiva, desprezo por si mesmo, desapontamento e inferioridade. Ou, talvez, nossa disposição para estabelecer uma relação mais satisfatória com o mundo tenha sido desviada pela necessidade alheia de dominação, e, então, tenhamos desenvolvido uma tendência para o ataque, recuo ou aplacamento, desistência de nossas metas, aceitando a via do outro, tentando ainda manter a nossa.

Pode haver, portanto, um conjunto complexo de atitudes lutando para vir à luz, ou uma mistura de direções. Aqui, novamente, tanto o exercício do *Como?* quanto o exercício da *sanfona* podem ser produtivamente empregados. O *Como?* habilita você a experienciar seu destino de perdedor, seu estilo de lidar com frustração. Com a ajuda do exercício do *Como?*, você pode vivenciar e apropriar-se dos vários padrões de ação que você emprega para se imobilizar, evitar sentimentos de inadequação e inferioridade e manter seus relacionamentos no padrão conhecido, em vez de arriscar o que seria melhor para você. E com a *sanfona* você pode começar a desmanchar passo a passo esses padrões, permitindo que o novo, gradualmente, forme você.

Eis aqui outro exercício que lhe dará oportunidade de experienciar o processo de formação: o exercício de espernear (*kicking*). D. H. Lawrence, em seu livro *The Psychology of the Unconscious and the Fantasy of the Unconscious*, faz uma colocação extraordinária. Ele diz que a criança abre, a chutes (*kicks*), seu caminho para a independência, que ela aprende a usar suas pernas como protesto e que, nessa prática, aprende a se tornar independente. É o uso dos braços e pernas que ensina a comunicação e a interdependência.

O exercício de espernear pode, portanto, nos ajudar a compreender, via experiência, a noção de autoformação. O espernear (*kicking*) encoraja o uso da voz, bem como a mobilização do corpo todo para a ação, quer como protesto ou expressão de alegria. As crianças esperneiam com gozo. Faça cócegas em uma criança e observe como suas pernas começam a se agitar. Quando uma criança está zangada, ela grita e suas pernas precisam se mover. E o processo pode terminar com a criança pulando de alegria, sapateando num acesso de raiva, ou se afastando.

Deite-se de costas, sem os sapatos. Verifique se pode mover-se e respirar facilmente. Comece agora a espernear, chutando a cama. Comece levantando as pernas em ângulo reto em relação a seu corpo, de tal maneira que elas fiquem esticadas para cima, em direção ao teto. Traga-as, então, de volta para baixo, batendo na cama com os calcanhares. Continue a espernear, levantando sempre as pernas em ângulos retos em relação ao corpo. Comece a sentir qual é a experiência emocional, assim como a ação.

Qual é a imagem que você faz da prontidão para espernear? Qual é seu modo de espernear? Ele é pesado? Leve? Acontece num repente, como num acesso de raiva? Você se cansa facilmente e se apressa em descer? Nada se move a não ser suas pernas? Você tem de se obrigar a espernear ou, quando começa, há uma sensação natural de respiração e de prazer nisso?

E então, quando você começa e aprende sobre sua prontidão para espernear e à medida que você começa a sentir, qual é sua experiência emocional de espernear e como você esperneia? A ação de espernear, se não for de protesto, será rítmica, uma mistura de prazer e asserção. Há um foco natural no espernear e seu ritmo tem afirmação, sentimentos de prazer. O corpo como um todo se envolve. Você vai perceber que quando a ação se torna rítmica, as nádegas se movem, a pélvis também, os braços querem se mover, o corpo como um todo começa a participar desses movimentos semivoluntários. Comece a espernear e perceba o que você experimenta.

Verifique se, durante a ação, não lhe ocorrem imagens e lembranças que são parte dessa experiência. E, conforme você entra no espernear, verifique se pode descobrir uma quantidade crescente de excitação ou sensações que começam a alterar seu modo de espernear. Elas podem exigir que você pare, que você esperneie com mais ou menos força, ou que você se alongue, respirando mais ou menos.

O que estou sugerindo é que, começando a espernear, você vai descobrir que eventos internos — memória, excitação — começam a transformar o espernear em outra experiência, em um espernear raivoso, desesperado ou prazeroso. E é essa escalada de sentimentos que nos ajuda a perceber como vamos organizar nosso espernear de um modo diferente de cada vez. Penetramos naquele espaço em que somos solicitados a não espernear de um modo estereotipado, mas sim em resposta a nosso clima interno. Aqui reside o desafio de nossa autoformação em relação a novas mensagens, a novos estados ou atitudes para com o mundo.

Agora, fique de pé. Você é capaz de transferir as experiências que acabou de ter, esperneando no colchão, para o ato de caminhar? Você consegue se permitir ser rítmico, afirmativo e ter prazer? É capaz de passar das experiências de entrar voluntária e involuntariamente na ação de espernear para o ato de amar? Consegue transferir esse conhecimento do mundo privado para o mundo social, com seu parceiro ou com os outros? Esse é o desafio de reformar seu comportamento, seu *self*, sua vida.

Como no experimento de espernear, o processo formativo dá origem a sentimentos de intencionalidade. Qualquer interferência com a organização de nossa formatividade, com a nossa satisfação, dá origem a estados de distresse que reconhecemos como infelicidade. Seu malogro resulta em desorganização, uma vez que a maioria de nós não tem o registro do sentimento de organização. Deixamos escapar as sensações que prenunciam um colapso e ficamos impedidos de nos ajudar. Tropeçamos, formamos, deformamos, somos sempre uma promessa com medo do fracasso. Mas, quanto mais entramos em contato com sentimento de nosso processo organizativo, mais responsivos ficamos para acompanhar a direção de nossa própria existência. Assim, podemos experienciar dois padrões de ação: um, para reformar a nós mesmos e incorporar nossa nova visão; outro, para nos recusarmos a dar fim a um padrão que significou anteriormente segurança ou garantia.

Pode-se dizer que formar a nós mesmos novamente é arriscado. Mas o mundo está sempre em constante formação.

Não vivemos no mesmo mundo em que nascemos, nenhum de nós. A mudança vai ocorrer, queiramos ou não. Ela pode nos matar. E mata todos aqueles que não conseguem lidar com o estresse, que se recusam a serem reorganizados.

Com sucesso ou não, vivemos a jornada de nossas vidas, a modelagem e remodelagem de nossos corpos e estilos de vida. O corpo vivo, nossa personalidade somática, é uma viagem e nós a vivemos através de muitos corpos.

No processo formativo, começamos a compreender que podemos participar da modelagem de nossas vidas e que não temos de ser vitimados pela mudança. Podemos tomar nas mãos a natureza de nossa experiência e sermos fiéis a ela. Perceberemos, assim, que durante nossas vidas temos a oportunidade de formar corpos diferentes, personalidades diferentes, e não nos agarrarmos à idéia de sermos a mesma pessoa a vida toda. Essa compreensão, bastante vitalizante e libertadora, pode nos dar acesso à construção contínua de uma profunda satisfação.

III

Em Direção a uma Ética Somática

A atitude correta de um homem nunca é estática; não é uma coisa que se alcance de uma vez para sempre. Antes, é um processo vivo, em movimento e mutável.

Karlfried, Graf von Durckheim

A comunidade não é um fim em si mesma, é um processo de mudança.

Indivíduo e Comunidade

AS FORMAS MUTANTES DOS RELACIONAMENTOS

À medida que se passa pelas etapas de transição, há um fervilhar de emoções contraditórias, sentimentos e imagens que mobilizam para o autoconhecimento, o estar consigo mesmo, reforçando a própria privacidade. Mas o enigma da individualidade não está apenas em afirmar-se sozinho, mas em comungar com os demais.

Desde o início, nosso lado biológico está baseado em uma fé na existência do outro e na antecipação do contato com ele. Uma criança tem uma série de necessidades internas que, quando expressas, provocam respostas que concorrem para a construção do ambiente emocional, somático e social que se reconhece como humano. A conexão somática entre criança, mãe e pai gera a excitação que torna possível a individualidade e a família.

A preocupação de nossa cultura tem sido o incentivo à individualidade, que acabou por ser equiparada à liberdade e à independência. Infelizmente, isso leva à polarização entre "nós" e "eles". Na verdade, estamos sempre ligados com o outro, para a sobrevivência e para a satisfação. Tornar-se adulto, viver a própria vida, não significa tornar-se separado, mas desenvolver os talentos inatos que sirvam a nós e à comunidade de nossos pares humanos.

É totalmente evidente que a sociedade precisa dos indivíduos e os indivíduos precisam da sociedade. A falácia do culto à individualidade é a pressuposição de que os indivíduos existem isolamente. A singularidade humana está no processo de diferenciação, não na polarização. É um princípio da embriologia que a diferenciação de uma célula depende de sua localização, posição e contato com as células que estão em volta. É o contato entre as células que provoca a diferenciação. A célula responde às necessidades de uma comunidade de células.

A emancipação, a autoliberação, a necessidade de ser livre, no sentido em que vêm sendo praticadas hoje em dia, significam freqüentemente uma distorção. Não há nada verdadeiramente livre na natureza. Tudo tem limites, tudo está em conexão. A idéia contemporânea de emancipação está vinculada, na verdade, ao poder e não à experiência somática. Na medida em que a emancipação esteja ligada apenas à idéia de poder, as pessoas serão forçadas a uma espécie de individualismo solipsístico.

Ao contrário de muitas teorias psicológicas em voga, é uma ilusão achar que sentimentos são exclusivamente pessoais, que seus fins dizem respeito apenas ao indivíduo. E que a livre expressão dos sentimentos dá origem apenas ao individualismo. E é incorreto dizer que a comunidade surge apenas quando os sentimentos são suprimidos ou ocultados, ou concluir que os desejos e impulsos individuais precisam ser de alguma forma sublimados ou civilizados para se tornarem culturais. Simplesmente essa não é a verdade da evolução humana. Ser capaz de experienciar e pensar a partir de nosso processo oferece uma solução para o conflito artificial entre o indivíduo e a comunidade. Em nossas etapas de formação, por exemplo, é essencial reorganizar nossas conexões com a comunidade conforme nos reorganizamos somaticamente. Passamos a nos dar conta de que o modo como estamos conectados afeta tanto quem somos quanto nosso relacionamento com a comunidade. Nossas vidas privada e pública não são separadas mas se fundem uma à outra. Nossa forma e a forma da comunidade humana emergem do processo biológico.

Vivendo nossa realidade somática, nós nos damos conta que moral, verdade, beleza, amor e lealdade não são experiências que tenham a ver com ideais, e, sim, com condições da autoformação. É a partir da experiência somática que se desenvolve uma estrutura ética e moral que ajuda a preencher nossa visão única de indivíduos e, ao mesmo tempo, estabelecer as ligações com outras pessoas. O mundo particular do *middle ground* gera a capacidade de cooperação e comunidade. Da disposição em tornar públicas as visões e os desejos pessoais surge o comprometimento com uma realidade social e uma abertura para a investigação e o diálogo.

É desse mundo intermediário que se desenvolve a possibilidade de ser humano, agir humanamente. O que emerge do *middle ground* é a experiência subjetiva de tentar fazer do mundo um reflexo das mais elevadas percepções das possibilidades do ser humano, em relação ao bem, ao mal e à escuridão. Ele dá a oportunidade de expressar a essência de todos os valores verdadeiramente humanos que entendemos serem consistentes com a existência humana — lealdade, honestidade, amor, preocupação com o outro. Se as visões e os *insights* do *middle ground* continuam narcisísticos, solipsísticos e fechados em si mesmos, ou se tornam impessoais, coisificados e sem envolvimento emocional, há o perigo de que se tornem destrutivos como um pesadelo.

Já superamos, ao menos na parte do mundo em que vivemos, uma série de "proibições". É isso o que vêm tratando de fazer a psicanálise e a moderna psicologia. Superando a rigidez de um mundo patriarcal, autoritário, distorcemos a liberdade e a tornamos inconsistente. Ela passa a significar a liberdade de fazer tudo aquilo que nos agrade, e as pessoas acabam tendo medo de serem chamadas de moralistas ao desenvolver caráter e contenção. A bandeira que se levanta como meta suprema é o poder pessoal, quer seja o poder da completa autonomia para viver a própria vida, adquirindo egoisticamente bens e prazer, ou o poder de derrubar a ordem estabelecida.

O sentimento de poder ou busca de prazer não é a mesma coisa que satisfação ou preenchimento. Precisamos saber como criar relacionamentos que sejam emocionalmente gratificantes e como desenvolver estruturas sociais que sejam satisfatórias. Essa é a crise de nosso tempo.

Como sociedade, não estabelecemos como meta a capacidade de direcionar nossas vidas para a satisfação e autoformação. Viver nosso processo somático significa ser uma pessoa em comunidade, uma pessoa que age no mundo para desenvolver caráter e satisfação. Diferentemente da busca do poder ou do prazer, a satisfação não estabelece conflito entre ampliar o bem social ou familiar e desenvolver aquilo que cada um sente como seu próprio bem.

É importante que desenvolvamos uma ética social biológica, construída com base no processo de autoformação, que aprendamos como construir relacionamentos que aprofundem continuamente tanto nossa trama individual quanto o tecido social e que desenvolvamos um modo de viver nossos impulsos vitais de comunhão com os outros que não seja autoritário, narcisista, ou explorador. Ao conseguirmos isso, a interação do indivíduo com os outros cria um corpo, um corpo invisível a que chamamos de processo social, um corpo que constantemente passa por transformações, à medida que reorganizamos a nós mesmos e a nossos relacionamentos.

A importância dessa idéia fica clara quando começamos a encarar o amor como um processo biológico. Freqüentemente se fala do amor como um ideal, um estado, mas raramente como um processo biológico que passa por mudanças e transformações. Quanto mais profundamente vivemos a vida de nossos corpos, mais profundo é o jorro do amor. Em outras palavras, é o reconhecimento do outro como parte do processo vital. O que chamamos amor é o processo de como relacionamos nosso ser biológico e social, como modulamos nossas respostas e estabelecemos conexões que nos dão continuidade, satisfação e formação de comunidade. Esse processo garante tanto a individualização quanto a evolução humana.

O comportamento sexual pode propiciar um *insight* a respeito do amor como processo. Na sexualidade, há vários *endings*: a erotização põe fim ao estado de não-erotização; o orgasmo põe fim à intensificação do prazer. Na seqüência, ficamos no *middle ground* das imagens e sensações sem limites. Aqui, nossos mundos privados, nossos tempos pessoais têm oportunidade de serem harmoniosos, de se fundirem num uníssono, de desenvolverem limites. Com essas experiências, reentramos no mundo social, quer organizando nossas energias para transferir o *insight* ou experiências da conexão sexual para nossa vida de trabalho, quer esperando por um outro momento sexual. A partir dessas experiências, a sexualidade evolui para um processo pessoal de amor. Relacionamento, preocupação com o outro, compartilhar e conhecimento concorrem para a mútua formação de cada um. Isso é diferente de exploração, pois nos recarrega e incrementa o crescimento tanto em nível celular quanto social, o crescimento de uma dimensão de viver.

Essas distintas experiências somam-se umas às outras em um fluxo pulsatório, rítmico, que começa a construir imagens, figuras e qualidades de tecido. Começamos a reconhecer que amar é contínuo e acessível, que cresce e se aprofunda. O amor modela e remodela a si mesmo. Da história dos eventos humanos, selecionamos noções e experiências que serão passadas para a frente tais como lealdade, não-exploração e cuidado com o outro. Esses valores são referências que podemos incorporar a nosso comportamento. Formadas a partir da experiência biológica da humanidade, essas tradições portam valores. Os princípios religiosos tentam estabelecer uma estrutura moral para incentivar modelos humanos de comportamento. Quando usados adequadamente, eles se tornam referências e não ideais. Estabelecer uma imagem estereotipada ou uma moralidade absoluta, como por exemplo a de que é preciso ser sempre leal ou ser solidário de uma maneira muito específica, é sufocante. É tão restritivo que a pessoa se asfixia numa moralidade muito densa, da mesma forma que se afoga com impulsos súbitos, sem qualquer limite, sem qualquer restrição. Nessa última situação, a pessoa submerge num oceano de impulsos e desejos sem freio, como uma criança; na outra, ela é estrangulada por uma enorme carga de restrições de comportamento idealizado, em nome do amor ou das crenças. O amor se torna mental e, dessa forma, idealizado, ou se despe da cognição e se torna apenas luxúria.

Enraizado na biologia, o amor enquanto processo é desenvolvimentista, evolucionário, suportando e promovendo a vida, prolongando o prazer. Somos parte de uma tradição que vai esculpindo nossas qualidades de existência à medida que a humanidade se molda, a si mesma, qualidades de ser a que chamamos amar. O amor como processo é uma maneira de viver. É um diálogo com a experiência, consigo mesmo, e com algo maior do que nós. É um diálogo com os outros, no qual compartilhamos aquilo que nos foi dado.

Quando o amor está presente como processo, somos pressionados a viver nossa própria evolução e a ajudar os outros a viverem a sua. Nós nos abrimos para agir com consideração, conexão, comunhão, e senso de comunidade. Amor, então, torna-se o compartilhar de nossa abundância bioquímica, mais do que a procura repetitiva de prazeres rememorados. É expandir e gestar novas imagens, novas possibilidades, permitir que outras pessoas se expandam. Intensificando pulsações e vibrações que são os fenômenos básicos que nos juntam uns aos outros, o amor nos faz reconhecer que a vida da tribo, a vida da família, é de fato maior do que nossas vidas pessoais.

Em certas circunstâncias, é o reconhecimento de que nossa vida, tudo de nossa vida, é insignificante. Em outras, é o reconhecimento de que o ato egoísta de ser um indivíduo é, às vezes, o maior ato de amor que se pode oferecer a uma comunidade.

Envolver-se em um ato com total comprometimento é a outra face da moeda, do mesmo modo que a imagem do guerreiro serve para ensinar crianças sobre o que é ser heróico, aprumar-se e brilhar em sua própria luz, alcançar a individualidade e viver o próprio corpo.

Anteriormente, amor, desejo, eram vistos como inimigos das faculdades racionais do homem. Desejos descontrolados impediam o desenvolvimento humano. O crescimento do desejo, do amor, entretanto, passa por fases e amadurece, da mesma forma que qualquer outro processo organísmico.

Como a razão, o desejo é um processo que matura, muda de forma e expressão e pode ser educado. Infelizmente, a cultura não tem visto o amor e o desejo como processo. A visão processual elimina a falsa dualidade entre o amor e a razão, a individualidade e a comunidade, criando bases para que o desejo, o sentimento, o amor desenvolvam seu próprio processo de expressão, do qual nasce a razão. Se o intelecto pode ser educado, por que não se pode educar o desejo, em vez de tentar controlá-lo?

Por não termos aprendido como dar forma aos nossos desejos e necessidades, em contínua mudança, passamos a encarar com medo o impulso natural de transformar a nós mesmos e a nossas relações. Em função da falta de compreensão do processo formativo, tentamos nos imobilizar, evitar que a mudança ocorra. Continuamos tentando recapturar o estado que reconhecemos como amor. Frente a determinados comportamentos ou sentimentos de uma pessoa dizemos: "Agora minha mãe me ama, agora meus amigos me amam, agora me sinto aceitável, agora que me sinto ligado ou que consigo me comunicar com alguém, reconheço isso como estar amando ou estar recebendo amor. Não quero colocar isso em risco. Não quero estar sozinho, porque quando estou só não sou amado. Quando sou mandado para meu quarto, estou sendo punido". Quando somos capazes apenas de reconhecer o amor como um certo estado, como uma certa constância de aprovação ou contato, nós nos deixamos dominar e apaziguar a fim de perpetuar esses sentimentos. Freqüentemente, desenvolvemos estilos de vida que nos tornam prisioneiros de velhas necessidades, em vez de arriscarmos o desenvolvimento e a expansão.

Quando uma pessoa encontra satisfação com outra, uma das coisas que acontece é que ela pede cada vez mais, não menos. Exige-se mais da abundância, não menos. Os relacionamentos podem se complicar porque a satisfação fermenta um tipo particular de insatisfação. É a insatisfação que vem da satisfação, que cria a possibilidade de ampliação e aprofundamento do amor. Quase todos nós somos ensinados a lidar com essa situação através da negação. Não queira mais, agradeça por aquilo que você tem. Mas, de fato, estaríamos traindo a nós mesmos se não reconhecêssemos que a satisfação gera uma exigência de possibilidades ampliadas de viver.

Quando você é capaz de aprender com sua própria formação somática, da maneira a que nos referimos neste livro, você se autoriza a aceitar e a participar dos movimentos em direção à mudança, exigidos pelo aprofundamento das relações.

Por exemplo, o amor que sinto por minha filha de cinco anos e o amor que ela sente por mim se moldou e mudou uma centena de vezes desde que ela nasceu. Da mesma forma, os sentimentos e imagens que são expressos por minha mulher se moldaram, aprofundaram e ampliaram de mil maneiras.

Isso exigiu de mim a capacidade de mudar meus padrões de resposta, encontrar modos de introduzir novos sentimentos em minha família. À medida que eu mudo e que eles mudam, os laços de família se aprofundam e se tornam mais ricos. E eu posso me trabalhar para permitir que esses sentimentos alterem meus outros relacionamentos, introduzindo diferentes imagens em meu trabalho, amizades e comunidade.

Aprendendo como a excitação e o sentimento em contínua mudança podem encontrar o caminho de uma nova forma, você se permite reorganizar seu ambiente para criar uma satisfação mais profunda.

Deixe-me apresentar um outro exercício que ilustra esse processo. Fique de pé, de costas para uma porta ou parede, a cerca de 60 cm de distância. Erga as mãos, em linha reta, em direção ao teto. Incline-se, então, para trás e toque a parede com as palmas das mãos. Isso vai criar um arco em suas costas, como a envergadura de um arco e flecha, de tal maneira que seu peito se abre, seu abdômen se distende e suas costas se esticam. Se você mantiver os joelhos e tornozelos dobrados, perceberá que toda a parte da frente de seu corpo quer aumentar a respiração.

Esse exercício tem por objetivo colocar fim a um estado contraído em relação à gravidade e ensinar a si mesmo qual é a sensação de se alongar. Sentir como seu corpo se alonga é entrar no *middle ground*. Sentir como você reorganiza sua postura para tolerar novos modos de respirar, torna-se um modo de reconhecer como estar no mundo de um modo diferente do que você estava três minutos atrás.

Quando você traz suas mãos para baixo e fica em pé simplesmente, de novo, de que modo você pode encontrar um jeito de transferir essa sensação para o trato com as pessoas? Qual é o sentimento? Mais estima social? O de ser maior, mais comprido, ocupar mais espaço? Como você pode transferir isso para as relações sociais ou amorosas?

O passo seguinte é usar o exercício do *Como?* para experienciar as atitudes com as quais você se bloqueia, à medida que começa a incorporar esses novos sentimentos nas suas interações com os outros. Use então o exercício da sanfona. Talvez você queira voltar ao primeiro exercício para ter de novo a vivência de alongamento. Em seguida, vem o momento de prática, como você aprendeu no capítulo sobre a Etapa Formativa. A partir desse tipo de experiência, começamos a aprender como podemos responder às formas em contínua mudança de nossos sentimentos e desejos, reorganizando a nós mesmos e a nosso mundo.

Esse tipo de trabalho consigo mesmo e esse tipo de compreensão são úteis para sobreviver às mudanças naturais que acontecem em todo relacionamento. Considere, por exemplo, a situação comum de tentar pôr fim a uma dependência emocional. Nessas situações, as pessoas têm sentimentos como: "Preciso do seu apoio, você precisa do meu". Um depende do outro. Um tem de ser o pai ou a mãe e o outro, menininho ou menininha. Ou ambos são crianças se escondendo e se defendendo do mundo.

Então, por uma razão ou outra, um dos dois começa a pôr fim a essa dependência emocional. Essa pessoa começa a ter sucesso na vida, a agir de um modo um pouco mais independente. Ele ou ela começa a dar cabo da velha dependência. O que não era conflitivo, agora começa a ser.

Isso é muito comum. Uma mulher já não pede mais apoio e não quer mais ser tão mimada. Ela passa a não investir mais no agradar o homem, inclusive sexualmente. Aí, teve início um *ending*. E o outro responde com infelicidade, medo, queixas, distresse. A maioria das pessoas não fala sobre isso. Elas não compartilham ou não se dispõem a articular seus sentimentos porque querem proteger os sentimentos do outro. Elas não querem magoar a pessoa com quem estão ou não têm os recursos para dizer: "Não quero mais ser tão dependente de você, temos de encontrar um outro jeito de nos relacionarmos". Elas tentam passar por isso recolhidas no próprio pensamento, imaginando o que está se passando com o outro e consigo mesmas. Isso cria todo tipo de problemas, inclusive suposições e mal-entendidos. Nenhum dos dois está conseguindo aprender a conviver emocional e somaticamente com a nova situação. Torna-se impossível estabelecer o tipo de diálogo e prática necessários para que ambos reorganizem a situação de maneira mutuamente satisfatória. Quando as pessoas passam pelo término de uma dependência, é melhor se falarem e compartilharem. O outro poderá assim reconhecer que as distâncias estão se modificando, que as antigas referências não funcionam mais. Então, essa pessoa falará sobre suas atuais necessidades e seu próprio processo, guardando as novas distâncias. Não é preciso fazer um melodrama psicoterapêutico disso. Pode-se simplesmente falar sobre as falhas de comunicação ou sobre a relutância em colocar fim à dependência. Ou talvez os eventos já tenham progredido até o ponto em que o outro também seja capaz de dar fim à dependência e ambos podem assumir o risco juntos. Talvez um deles continue dependente, enquanto o outro prosseguirá em seu processo de independência. A vida pode tomar muitas conformações quando há diálogo emocional. Desse modo, as pessoas se relacionam a partir de suas diferentes transições, agora mais distantes do processo um do outro. As pessoas cujos processos de formação estão em diferentes estágios não têm necessariamente de se separar. Se um está vivendo um *ending* e o outro, uma *etapa formativa*, eles podem aprender um com outro. Isso pode se tornar uma experiência humana de grande profundidade.

A maioria das pessoas não sabe que a passagem da dependência para a independência é um estado transitório. É um estado que dura um período muito curto de tempo. É muito semelhante àquele estado de "não" que uma criança tem de experienciar quando está se diferenciando de seus pais. Acredito que aquilo que as pessoas almejam é chegar à interdependência. A pessoa dependente não se torna necessariamente seu oposto, alguém totalmente independente. A meta não é a pessoa auto-suficiente, que não precisa de ninguém. Ela apenas está liquidando um processo de interdependência. Há momentos em que conto apenas comigo e há momentos em que preciso de minha família ou sua extensão, ou de meus pares. Nesse sentido, o verdadeiro objetivo de se mudar relacionamentos de dependência é tanto a evolução do indivíduo quanto a formação de uma comunidade adulta funcional. Ser auto-suficiente é um estado transitório, mais ou menos como o do *middle ground*.

Aqui, novamente, o processo de nos trabalharmos, sermos fiéis às mudanças emocionais no nosso processo formativo, tem a virtude característica de incentivar a individualidade e, ao mesmo tempo, estabelecer uma comunidade, o corpo invisível, o processo social. O corpo invisível são as conexões entre as pessoas que formam uma realidade viva: ideais, vínculos de compreensão, pensamento, sentimento, padrões de ação, canais de energia, comunicação, contato, que constituem o processo de comunidade. A diferenciação gera conexões entre as pessoas. Essas conexões encorajam distância: "Não quero ser completamente dependente de você. Quero me relacionar com você de tal forma que eu tenha meus limites e você os seus. Então, vamos poder respirar, ter uma separação criativa e uma distância que me faça sentir eu mesmo e gostar de você". Mas essa conexão entre nós é aquele corpo social invisível que é a força de qualquer família e de qualquer nação.

Ser indivíduo exige a cooperação de muitas pessoas. Comunhão é a união de indivíduos funcionando como um corpo social que permanece.

O Mundo do Processo Somático

O ESTILO DE VIDA DA TRANSFORMAÇÃO

Quando começamos a nos trabalhar somaticamente, passamos a participar de outro modo do material de nossa vida. Nós nos tornamos um rio ondulante de imagens e sensações. O tempo social perde força, o tempo torna-se flexível. Tivemos um dia só para nós e ficamos com a impressão de que foi apenas meia hora, ou nos trabalhando por meia hora e parece que foi desde sempre. Não há nenhuma vivência de separação, não perdemos nossa identidade, sabemos quem somos.

Podemos estar tão em contato conosco, sermos tão parte de nosso próprio processo, que existimos apenas para esse tempo. Experienciamos nossas sensações e imagens de modo tão profundo que voltamos à qualidade de estarmos vivos, como num sonho em que a gravidade não existe. Não há nem altos nem baixos, transmutam-se as imagens, o sentimento de existência é para sempre. De repente, nós nos descobrimos em diálogo ou como parte de um processo que tem o gosto da eternidade. Não há começo nem fim. Temos a impressão de saber algo a respeito da natureza do viver e de nossa vida que nos preenche com um sentimento de gratidão e reverência, um sentimento bom, parecido com ter fé. Nosso processo nos informa sobre o ato de viver, o que faz a vida terna e significativa. Nossas experiências somáticas amadurecem esse sentimento do universal, originando a fé.

Nos tempos de outrora, não se esperava que a vida fosse racional, previsível, ou sempre ordenada. Ela era uma experiência emocional, descrita em termos de destino, fatalidade e paixão. Não incluía eventos racionais, como planejar a infância, a universidade ou uma carreira profissional. Embora de muitas maneiras a vida tenha se tornado mais segura para se viver hoje — não somos mais torturados pelos demônios das calamidades naturais ou das doenças — pagamos um enorme preço por isso. O preço que tivemos de pagar por nossa segurança foi o de amortecer o sentimento de sacralidade e reverência pela vida. A religião nos tempos antigos lidava com as experiências do sagrado, do poder e da natureza do universo. Ela nos possibilitava ver nosso animal totêmico, contemplar nossa vida, compartilhar grupalmente situações de grande carga emocional como a superação de calamidades ou o agradecimento aos deuses pelo esplendor da terra.

Recentemente, eu dirigia um carro através das planícies de Salisbury, Inglaterra. Cheguei ao topo de uma pequena elevação que escondia parcialmente a planície. De repente, diante de mim, estava aquele imenso, gigantesco monolito: Stonehenge. Fiquei chocado, me aproximei, olhei para aquelas pedras. Fui arrebatado para o tempo em que as vidas eram regidas por uma paixão religiosa. Esse sentimento religioso propiciava a sensação de estar nas mãos de um processo maior que eles e sua racionalidade. Nas planícies de Salisbury, eu me senti conectado a meus ancestrais adoradores, idealizadores, construtores. O tempo dilatou-se.

Era um sentimento que eu já conhecia através do trabalho somático comigo mesmo. E me dei conta, então, que nosso processo somático dá origem a aspirações que são a essência dessa experiência sagrada. Trabalhando somaticamente, abrimos mão dos limites e estruturas usuais, vivendo sem eles por um tempo. Abandonamos o conhecido e entramos no desconhecido, renunciando às categorias que já haviam conquistado aceitação e reconhecimento, e penetramos nos impulsos emergentes de amor, sexo, comunidade e saber primordial. Esse processo constrói e destrói a estrutura pela qual organizamos nossas vidas, permitindo que nossos impulsos e visões estabeleçam um vínculo religioso com o mundo que nos rodeia.

O processo de transição que descrevi dá origem a uma visão e nos ajuda a encontrar meios de expressá-la biológica e sociologicamente. A partir do extenso *middle ground*, temos a oportunidade de criar uma ética, um comportamento que permita ao corpo uma forma viva de expressão. O exercício do *Como?* é a ponte entre o mundo das profundezas biológicas e o mundo da interação social, entre o sagrado e o secular. Ele socializa o sagrado.

Nas novas *etapas formativas*, que estão se esboçando, o modo pelo qual as coisas se ligam nos mostra que a vida é maior do que qualquer coisa que tenhamos concebido. É uma experiência que restaura a fé naquilo que é maior do que nós ou nosso intelecto. Algo está acontecendo, algo que não podemos controlar completamente. O modo como as coisas se juntam, se formatam, como todos sabem, nunca é bem de acordo com a nossa expectativa. As coisas se ligam a seu próprio modo. Esse é o mistério da vida e a alegria do viver.

O conhecimento do nosso processo faz do mundo secular, mundano, também o universo religioso transcendental. Torna nossos corpos limitados um processo biológico, uma experiência universal ilimitada. Somos o processo da vida nos planos planetário e cosmológico. A posse de uma consciência mais profunda e de uma experiência expandida de si enquanto processo contínuo, nos faz exploradores, participantes capazes de viver muitas perspectivas, sabendo que a verdade tem múltiplas dimensões, assim como as visões de mundo e natureza humana. A partir do viver a vida como processo, ganhamos acesso a gestar nossas vidas, não como escravos ou vítimas, mas como desbravadores.

O homem passou pelos estágios de vítima da natureza, dominador da natureza e agora, tenta cooperar com ela. Passamos pela etapa de tentar nos compreender em relação ao mundo, a seguir pela de nos compreender, e agora pela etapa de como nos trabalhar. Esse é o nosso tema: a formação de seres humanos. Não a mudança do ambiente externo mas a de nosso ambiente interno. Isso requer o aprendizado de como reconhecer diferentes estados musculares. É necessário aprender a diferenciar estados energéticos, movimentos de órgão com suas qualidades pulsatórias de rigidez ou de maciez, qualidades de desejo. É o reconhecimento desses estados orgânicos, o sentir de nossas entranhas, a linguagem das intestinos, que nos proporciona as informações necessárias para viver melhor.

Tentei mostrar que atitudes, gostar ou não gostar, conceitos, relacionamentos ou estados emocionais são, todos, baseados em padrões de ação físicos, posturais, musculares. Eles são passíveis de mudança, devem ser modificados, se estivermos dispostos a mudar nosso estilo de vida de modo profundamente satisfatório.

Acredito que a compreensão e a experiência de vida como processo abrem portas para uma nova visão do ser humano. O ser humano não é uma entidade cristalizada, nem uma imagem da perfeição ou uma criatura fadada a resolver conflitos ou viver em dualidade, oscilando entre a luz e a sombra, o bem e o mal, o racional e o irracional, o sagrado e o secular. Você vai perceber que há muitos tipos de fenômenos no processo — racionais, irracionais, emocionais, cognitivos, sensíveis, imagéticos, objetificantes, subjetificantes, sociais, particulares, todos conectados, todos parte do viver da vida.

Somos um processo biológico que pensa, sente, tem necessidades, é capaz de respostas altamente especializadas, sonhar e agir. Somos uma cadeia de eventos, todo um sistema ecológico com muitos ambientes vitais, desde lagunas pulsantes e arcaicos oceanos bioquímicos até os altamente complexos sistemas de ação cérebro-órgãos. Estamos continuamente em movimento, continuamente em formação, reorganizando a nós mesmos e aquilo que nos cerca. Vivendo a partir de nosso processo, nos comprometemos com a evolução do vivo, com a formação do *self*, da cultura, do planeta. Podemos nos formar a nós próprios ao invés de viver a partir de imagens inadequadas.

Uma pessoa com essa orientação processual pode conviver com situações conflitivas. Isso não significa que ela seja oportunista. Significa que ela não tem de impor ideais, dogmas ou categorias às situações, mas é capaz de estar em plenitude com o que está se desenvolvendo, maturando, frutificando. Uma pessoa-processo não precisa de modelos mentais e emocionais rígidos. Ela pode pensar ou sentir sem eles. Essa pessoa pode estar viva de uma forma responsiva e autogenerativa. Ela sabe que a vida não precisa ter uma linguagem lógica, que pode conviver com um conhecimento intuitivo ou sensitivo. Uma pessoa-processo é um cidadão de muitos planos de existência nos mundos social e particular. Ela se dispõe a desaprender, criar novas realidades e afirmar o incondicionado.

Uma pessoa-processo não pergunta "por que" mas "como" isso está acontecendo. Como estou envolvido? Como estou fazendo isso? Como estou pondo um término nisso? Como estou fazendo uma pausa? Como estou formando? O que está acontecendo, como estou dentro disso, com isso, fazendo isso? Como é minha vida, meu tempo, e como busco expressão e satisfação? Ela sabe que ser capaz de mudar, de se permitir ser diferente ao longo da vida toda não é nos dominarmos, não é sermos dominados por nossos impulsos. Nem é nos controlarmos a nós mesmos, nossas emoções, ou nos exigirmos desempenho. Não é autoexploração, exigindo sempre pagamento pelo que damos. A pessoa-processo sabe que seu desafio é deixar-se reorganizar, que formar-reformar é transcender o dado em troca de uma satisfação intensificada. Esse é o deleite de viver.

Trabalhar com o processo aprofunda o prazer, concretiza o potencial, gera ambientes e estilos de vida. Esse é o modo como o processo organiza a experiência — forma, paixão, desejo. Ele estabelece distinções entre comportamento instintivo e humano, entre determinismo e o indeterminado, entre o absolutismo imóvel e a evolução participativa. Estar em contato com nós mesmos, somaticamente, nos confronta com duas escolhas éticas. Uma, manter-se fiel à própria experiência, outra, à demanda social. Mas, ao experienciar nosso processo formativo, entramos em sintonia com nossa vida interna, nossas emoções e nossas paixões. Moralidade, verdade, beleza, amor e lealdade não são ideais congelados, mas experiências que jorram de nosso impulso vital. Nós nos damos conta de que somos uma rede vital interdependente e que viver nossa individualidade é uma doação ao social, um ato de lealdade em relação ao que está se formando.

Ganhamos assim a condição de preencher a natureza de nossas experiências pessoais, viver individualidade e comunidade, viver as formas em contínua mudança do movimento de nossas vidas.

www.gruposummus.com.br